**Ahmed Forieg**

# O Papel do Bypass Minigástrico no Controlo da Diabetes Mellitus Tipo 2

Ahmed Forieg

# O Papel do Bypass Minigástrico no Controlo da Diabetes Mellitus Tipo 2

## Resolução da diabetes e co-morbilidades

ScienciaScripts

**Imprint**
Any brand names and product names mentioned in this book are subject to trademark, brand or patent protection and are trademarks or registered trademarks of their respective holders. The use of brand names, product names, common names, trade names, product descriptions etc. even without a particular marking in this work is in no way to be construed to mean that such names may be regarded as unrestricted in respect of trademark and brand protection legislation and could thus be used by anyone.

Cover image: www.ingimage.com

This book is a translation from the original published under ISBN 978-3-659-89116-8.

Publisher:
Sciencia Scripts
is a trademark of
Dodo Books Indian Ocean Ltd. and OmniScriptum S.R.L publishing group

120 High Road, East Finchley, London, N2 9ED, United Kingdom
Str. Armeneasca 28/1, office 1, Chisinau MD-2012, Republic of Moldova, Europe
Managing Directors: Ieva Konstantinova, Victoria Ursu
info@omniscriptum.com

Printed at: see last page
**ISBN: 978-620-8-59114-4**

**Ahmed Forieg**

# O papel do Mini Bypass Gástrico no controlo do tipo 2 Diabetes Mellitus

EM NOME DE DEUS
O MAIS CLEMENTE
PARA:
A MINHA MÃE E O MEU PAI
QUE EU SEI QUE A ESPERANÇA DELES
ERA SEGURAR ESTE LIVRO
PARA:
A MINHA AMADA ESPOSA
QUE ME AJUDOU POR TODOS OS MEIOS

# RECONHECIMENTO

Em primeiro lugar, os meus agradecimentos são dirigidos ao **Professor Dr. Habashi Abd El Basset Hamadi**, pela sua ajuda ilimitada e insistência contínua na perfeição, sem a sua supervisão constante, esta tese não poderia ter atingido a sua forma atual.

**Dr. Mahmoud Fathi Sakr**, pela sua supervisão e encorajamento e pela sua amabilidade e apoio ao longo de todo o trabalho.

**Dr. Yasser Mohamed Hamza**, pelas sugestões frutuosas e pela sábia orientação na elaboração desta tese.

Gostaria também de agradecer ao **Dr. Ahmed Kamal Swidan**, pela sua cooperação.

**Robert Rutledge**, o inventor, pessoa inspiradora e meu mentor, pela sua valiosa ajuda.

# LISTA DE CONTEÚDOS

# INTRODUÇÃO

Os dados epidemiológicos mais recentes relativos à diabetes mellitus tipo 2 (DM2) mostram que estamos no meio de uma epidemia. A diabetes é uma das doenças não transmissíveis mais comuns. É a quarta principal causa de morte na maioria dos países de elevado rendimento e há provas substanciais de que é epidémica em muitos países economicamente em desenvolvimento e recentemente industrializados. A diabetes é, sem dúvida, um dos problemas de saúde mais difíceis do século XXI. Na região do Médio Oriente e do Norte de África, 1 em cada 10 adultos tem diabetes; a região tem a prevalência mais elevada de diabetes, 10,9%. [(1)]

A prevalência global da diabetes T2DM está a aumentar drasticamente, impulsionada por um ambiente "obesogénico" que favorece o aumento do comportamento sedentário e o acesso mais fácil a alimentos atraentes e densos em calorias, actuando sobre genótipos susceptíveis. As previsões globais mais recentes da Federação Internacional da Diabetes (IDF) sugerem que existem atualmente 285 milhões de pessoas com diabetes em todo o mundo. Este número deverá aumentar para 438 milhões até 2030, com mais 500 milhões em risco elevado.[(2)]

A IDF calcula que existam 34,6 milhões de pessoas com diabetes no Médio Oriente e no Norte de África, um número que quase duplicará para 67,9 milhões em 2035 se não forem tomadas medidas concertadas para combater os factores de risco que alimentam a epidemia de diabetes em toda a região. Em 2014, registaram-se mais de 7,5 milhões de casos de diabetes no Egito, que foi considerado um dos dez países com maior número de pessoas afectadas pela diabetes. A prevalência em adultos é de 15,4% na faixa etária dos 20 aos 79 anos(([1])). Além disso, a DMT2 é a principal causa de insuficiência renal, amputações não traumáticas dos membros inferiores, doenças coronárias, acidentes vasculares cerebrais e deficiências visuais entre os adultos[(3)]. No Egito, 42% das pessoas com diabetes sofrem de doenças oculares em fase inicial e 5% das pessoas com diabetes são classificadas como legalmente cegas[(1)]. O início da DMT2 é caracterizado por um ciclo complexo não reversível que inclui efeitos deletérios graves no metabolismo da glicose. O controlo glicémico é o passo mais importante no controlo e na prevenção de problemas microvasculares, enquanto que uma gestão mais abrangente centrada nos lípidos, na pressão arterial e numa abordagem glicémica mostrou um melhor desempenho em doentes com doença macrovascular.[(4)] O aumento dramático da prevalência da diabetes tornou-se um importante problema de saúde pública mundial. O problema é complexo e exigirá estratégias a muitos níveis para prevenir, controlar e gerir.[(5)]

Recentemente, foram disponibilizados aos diabetologistas novos tipos de medicamentos, como os análogos do péptido-1 semelhante ao glucagon (GLP-1) e os inibidores da dipeptidilpeptidase-4 (DPP4). No entanto, o controlo médio da glicose nos doentes com diabetes continua a ser subóptimo [6, 7]. Embora a taxa de mortalidade a 10 anos tenha diminuído, continua a ser demasiado elevada.[(8, 9)] Além disso, o risco global de morte entre as pessoas com diabetes é, pelo menos, o dobro do dos seus pares sem diabetes.[(9)] Por conseguinte, devem ser desenvolvidas estratégias para reduzir o desenvolvimento desta doença devastadora, de modo a minimizar as complicações crónicas.

Os medicamentos e as intervenções no estilo de vida dos doentes com diabetes podem atrasar os eventos cardiovasculares e outras complicações importantes, mas exigem a adesão do doente, consultas médicas frequentes e medicamentos para toda a vida, que não estão isentos de efeitos secundários importantes. No entanto, mesmo com estes avanços importantes, o controlo da DMT2 continua a ser difícil [(6)], com menos de 20% da população norte-americana a conseguir atingir os três pontos finais do controlo metabólico (controlo glicémico, da pressão arterial e dos lípidos). Por outro lado, a cirurgia gastrointestinal tem-se mostrado eficaz no tratamento e mesmo na prevenção da DMT2, reduzindo a taxa de mortalidade a longo prazo quando comparada com o tratamento clínico em doentes com obesidade mórbida em grandes estudos prospectivos longitudinais[(10)].

A cirurgia metabólica envolve qualquer intervenção que altere a passagem dos alimentos pelo trato gastrointestinal, resultando num melhor controlo metabólico em doentes com DMT2. Este resultado não depende apenas da perda de peso. Em alguns casos, os efeitos podem ser observados alguns dias ou semanas após o procedimento cirúrgico, muito antes de uma perda de peso considerável, impossibilitando um efeito antidiabético direto. O termo "bariátrica" tem vindo a ser gradualmente substituído por "metabólica", uma vez que as operações anteriormente recomendadas para o tratamento de indivíduos com obesidade mórbida (definida por um Índice de Massa Corporal (IMC) >40 kg/m$^2$ ou >35 kg/m$^2$ quando associado a comorbilidades de difícil controlo) têm demonstrado excelentes resultados em termos de remissão da diabetes, surgindo a cirurgia metabólica como uma possibilidade terapêutica.[(11)] Em 2011, a IDF publicou a sua declaração de posição referindo que a cirurgia bariátrica era uma opção aceite para os doentes com DMT2 com IMC>35 kg/m$^2$ e poderia ser considerada uma terapia alternativa para os doentes com IMC<35 kg/m$^2$ que não respondem à terapia médica padrão. A cirurgia metabólica inclui a aplicação de procedimentos bariátricos convencionais (bypass gástrico em Y de Roux, derivação biliopancreática, gastrectomia em manga, bypass minigástrico) e a introdução de novos procedimentos (interposição ileal, bipartição intestinal) concebidos com o objetivo específico de ter efeitos metabólicos, independentemente de provocar uma perda de peso maciça.[5]

A reversão do DM2 ocorre devido a mecanismos como o aumento da sensibilidade à insulina associado a uma melhoria da função das células beta, incluindo a recuperação da primeira fase da secreção de insulina. Esta recuperação é consequência do aumento da produção de GLP-1, e da alteração dos ácidos biliares circulantes. A remissão da diabetes é observada no primeiro pós-operatório dias após a operação.[12]

## Definição e descrição da diabetes mellitus

A diabetes é um grupo de doenças metabólicas caracterizadas por hiperglicemia resultante de defeitos na secreção de insulina, na ação da insulina ou em ambas. A hiperglicemia crónica da diabetes está associada a danos a longo prazo, disfunção e falência de diferentes órgãos, especialmente os olhos, rins, nervos, coração e vasos sanguíneos. Vários processos patogénicos estão envolvidos no desenvolvimento da diabetes. Estes vão desde a destruição autoimune das células B do pâncreas, com a consequente deficiência de insulina, até às anomalias que resultam na resistência à ação da insulina. A base das anomalias no metabolismo dos hidratos de carbono, das gorduras e das proteínas na diabetes é a ação deficiente da insulina nos tecidos-alvo. A ação deficiente da insulina resulta de uma secreção inadequada de insulina e/ou de respostas diminuídas dos tecidos à insulina em um ou mais pontos das complexas vias de ação hormonal.[13]

A deficiência da secreção de insulina e os defeitos na ação da insulina coexistem frequentemente no mesmo doente, e muitas vezes não é claro qual a anomalia, se é que alguma delas é isolada, que é a causa primária da hiperglicemia. Os sintomas de hiperglicemia acentuada incluem poliúria, polidipsia, perda de peso, por vezes com polifagia, e visão turva. A hiperglicemia crónica pode também ser acompanhada por uma diminuição do crescimento e da suscetibilidade a determinadas infecções. As consequências agudas e potencialmente fatais de uma diabetes não controlada são a hiperglicemia com cetoacidose ou a síndrome hiperosmolar não cetótica. As complicações a longo prazo da diabetes incluem a retinopatia com potencial perda de visão; a nefropatia que leva à insuficiência renal; a neuropatia periférica com risco de úlceras nos pés, amputações e articulações de Charcot; e a neuropatia autonómica que causa sintomas gastrointestinais, geniturinários e cardiovasculares e disfunção sexual.[13]

Os doentes com diabetes têm uma incidência aumentada de doença cardiovascular aterosclerótica, arterial periférica e cerebrovascular. A hipertensão e as anomalias do metabolismo das lipoproteínas são frequentemente encontradas em pessoas com diabetes. A grande maioria dos casos de diabetes enquadra-se em duas grandes categorias etiopatogénicas[14]

1. Numa das categorias, **a diabetes de tipo 1**, a causa é uma deficiência absoluta de secreção de insulina. Os indivíduos com risco acrescido de desenvolver este tipo de diabetes podem frequentemente ser identificados por provas serológicas de um processo patológico autoimune que ocorre nos ilhéus pancreáticos e por marcadores genéticos.
2. Na outra categoria, muito mais prevalente, está a **diabetes tipo 2**; a causa é uma combinação de resistência à ação da insulina e uma resposta compensatória inadequada de secreção de insulina.

Nesta última categoria, um grau de hiperglicemia suficiente para causar alterações patológicas e funcionais em vários tecidos-alvo, mas sem sintomas clínicos, pode estar presente durante um longo período de tempo antes de a diabetes ser detectada. Durante este período assintomático, é possível demonstrar uma anomalia no metabolismo dos hidratos de carbono através da medição da glicose plasmática em jejum ou após um desafio com uma carga oral de glicose ou através da hemoglobina A1c (HbA1c).[14]

A pré-diabetes, também conhecida como disglicemia, é uma condição em que os níveis de glucose no sangue são mais elevados do que o normal, mas não o suficiente para o diagnóstico de diabetes. As pessoas podem ter esta condição durante vários anos sem se aperceberem de nada e antes de se tornarem diabéticas. O grau de hiperglicemia (se houver) pode mudar com o tempo, dependendo da extensão do processo da doença subjacente. Um processo de doença pode estar presente, mas pode não ter progredido o suficiente para causar hiperglicemia.[14]

Em alguns indivíduos com diabetes, o controlo glicémico adequado pode ser alcançado com redução de peso, exercício físico e/ou agentes orais para baixar a glicose. Por conseguinte, estes indivíduos não necessitam de insulina. Outros indivíduos que têm alguma secreção residual de insulina, mas que necessitam de insulina exógena para um controlo glicémico adequado, podem sobreviver sem ela. Os indivíduos com destruição extensa das células β e, por conseguinte, sem secreção residual de insulina, necessitam de insulina para sobreviver. A gravidade da anomalia metabólica pode progredir, regredir ou manter-se inalterada. Assim, o grau de hiperglicemia reflecte mais a gravidade do processo metabólico subjacente e o seu tratamento do que a natureza do próprio processo.[14]

Os mecanismos patogénicos na DMT2 envolvem não só a insulina, mas também o glucagon, e a interação entre estes dois processos é a componente chave na compreensão da fisiopatologia da DMT2. A prevalência da DMT2, as suas complicações específicas e a presença de outras doenças que frequentemente acompanham a DMT2 fazem desta doença um dos principais problemas sociais e de saúde pública da atualidade.[14]

# Diabetes tipo 2

Esta forma de diabetes, que representa 90-95% das pessoas com diabetes, anteriormente designada por diabetes não insulino-dependente, diabetes de tipo 2 ou diabetes de início na idade adulta, engloba indivíduos com resistência à insulina e, normalmente, com deficiência relativa (e não absoluta) de insulina (variando entre uma resistência à insulina predominante com deficiência relativa de insulina e um defeito de secreção de insulina predominante com resistência à insulina). Pelo menos inicialmente, e muitas vezes ao longo da vida, estes indivíduos não necessitam de tratamento com insulina para sobreviver.[14]

Os mecanismos patogénicos envolvidos no desenvolvimento da DMT2 são a resistência periférica à insulina, que resulta numa diminuição das respostas metabólicas à insulina, e o declínio progressivo da função das células dos ilhéus pancreáticos, que resulta numa redução da secreção de insulina e numa supressão inadequada da secreção de glucagon.

Os doentes com resistência à insulina necessitam de mais insulina para promover a absorção de glucose pelos tecidos periféricos e os geneticamente predispostos podem não ter a necessária capacidade secretora das células β.[15] Existem provavelmente muitas causas diferentes para esta forma de diabetes. Embora as etiologias específicas não sejam conhecidas, não ocorre destruição autoimune das células β. A maioria dos doentes com esta forma de diabetes são obesos e a própria obesidade causa algum grau de resistência à insulina. Os doentes que não são obesos segundo os critérios tradicionais de peso podem ter uma percentagem aumentada de gordura corporal distribuída predominantemente na região abdominal. A cetoacidose raramente ocorre espontaneamente neste tipo de diabetes; quando se verifica, surge normalmente associada ao stress de outra doença, como uma infeção. Esta forma de diabetes passa frequentemente despercebida durante muitos anos, porque a hiperglicemia se desenvolve gradualmente e, em fases iniciais, não é suficientemente grave para que o doente se aperceba de qualquer um dos sintomas clássicos da diabetes.[14]

# Fisiopatologia da Diabetes Mellitus tipo 2

Após a ingestão de glucose, o equilíbrio entre a produção endógena de glucose e a captação de glucose pelos tecidos é perturbado. O aumento da concentração plasmática de glicose estimula a libertação de insulina das células β pancreáticas, e a hiperinsulinemia e hiperglicemia resultantes servem para estimular a captação de glicose pelos tecidos esplâncnicos (fígado e intestino) e periféricos (principalmente músculo) e para suprimir a produção endógena de glicose pelo fígado. A hiperglicemia, na ausência de hiperinsulinemia, exerce o seu próprio efeito independente na captação de glucose muscular e suprime a produção endógena de glucose de uma forma dependente da dose.

A maior parte (80-85%) da glicose que é absorvida pelos tecidos periféricos, de forma dependente da insulina, é eliminada no músculo, sendo apenas uma pequena quantidade (4-5%) metabolizada pelos adipócitos. Outros 10% são eliminados pelos tecidos esplâncnicos através de mecanismos não dependentes de insulina. Embora o tecido adiposo seja responsável apenas por uma pequena quantidade da eliminação total da glucose corporal, desempenha um papel muito importante na manutenção da homeostasia da glucose corporal total. A insulina é um potente inibidor da lipólise e mesmo pequenos aumentos na concentração plasmática de insulina exercem um potente efeito antilipolítico, levando a uma redução acentuada da libertação de ácidos gordos pelo tecido adiposo e, subsequentemente, a uma diminuição do nível plasmático de ácidos gordos livres (AGL).[14]

A diminuição da concentração plasmática de AGL facilita o aumento da captação de glicose no músculo e contribui para a inibição da produção hepática de glicose. Assim, as alterações na concentração plasmática de AGL em resposta ao aumento dos níveis plasmáticos de insulina e glucose desempenham um papel importante na manutenção da homeostase normal da glucose.[18, 19] O glucagon também desempenha um papel central na regulação da homeostase da glucose. Durante o estado pós-absortivo (10-12 horas de jejum durante a noite), a produção hepática de glucose depende de um equilíbrio delicado entre a secreção basal de glucagon (efeito estimulante) e a secreção basal de insulina (efeito inibitório). Cerca de 75% do efeito total depende da ação estimuladora do glucagon.[15]

## Homeostase normal da glucose

A resposta metabólica à ingestão de hidratos de carbono é marcadamente diferente nos indivíduos com tolerância normal à glucose em comparação com os indivíduos com DMT2. Os indivíduos com metabolismo normal da glicose têm um perfil típico de insulina, glicose e glucagon no plasma em resposta à ingestão de uma refeição com hidratos de carbono.[15]

No estado pós-absortivo, a maior parte da glicose que é removida do corpo ocorre nos tecidos independentes da insulina. Aproximadamente 50% de toda a utilização da glicose ocorre no cérebro, outros 25% da captação de glicose ocorrem na área esplâncnica (fígado e tecidos gastrointestinais) e os restantes 25% da captação de glicose no estado pós-absortivo ocorrem nos tecidos independentes da insulina, principalmente no músculo. A utilização basal de glucose é, em média, de cerca de 2,0 mg/kg/min e corresponde exatamente à taxa de produção endógena de glucose. Aproximadamente 85% da produção de glicose endógena é derivada do fígado e a quantidade restante é produzida pelo rim. Aproximadamente, metade da produção hepática basal de glicose é derivada da glicogenólise e metade da gluconeogénese.[15]

## Pré-diabetes

A pré-diabetes pode ser dividida em duas condições diferentes: glicemia de jejum diminuída (GJI), diagnosticada através de um teste de glicemia de jejum, e tolerância à glicose diminuída (TIG), diagnosticada através de um teste de glicemia pós-prandial. Tanto a IFG como a IGT representam estados intermédios de regulação anormal da glicose que existem entre a homeostasia normal da glicose e a diabetes. O IFG é atualmente definido por uma concentração elevada de glicose plasmática em jejum (FPG) (≥ 100 e < 126 mg/dl). O IGT é definido por uma concentração elevada de glucose no plasma durante 2 horas (≥ 140 e < 200 mg/dl) após uma carga de glucose de 75 g no teste oral de tolerância à glucose (OGTT) na presença de uma concentração de FPG < 126 mg/dl.[20]

A fisiopatologia do IFG parece incluir os seguintes defeitos: sensibilidade hepática reduzida à insulina, disfunção estacionária das células β e/ou baixa massa crónica de células β, secreção alterada de GLP-1 e secreção inadequadamente elevada de glucagon. Por outro lado, o estado pré-diabético da IGT isolada (IGT sem IFG) é caracterizado principalmente pela redução da sensibilidade periférica (muscular) à insulina e por uma secreção reduzida de insulina na segunda fase. Os indivíduos que desenvolvem IFG/IGT combinados apresentam defeitos graves na sensibilidade periférica e hepática à insulina, bem como uma perda progressiva da função das células β. Em conclusão, a transição dos estados pré-diabéticos para a DMT2 é caracterizada por um ciclo vicioso não reversível que inclui efeitos deletérios graves no metabolismo da glucose.[21]

## Diabetes tipo 2 e obesidade

A obesidade é uma doença complexa, em que a predisposição genética interage com a exposição ambiental para produzir um fenótipo heterogéneo.[22] Hoje em dia, sabemos que alguns destes fenótipos de obesidade estão associados a um risco elevado de desenvolver DMT2.[23] Há também fortes evidências de que, para uma dada adiposidade, existe uma grande heterogeneidade no risco metabólico, principalmente ligada à localização do tecido adiposo excessivo. A acumulação de tecido adiposo visceral é um importante fator preditivo de distúrbios lipídicos, glicémicos ou aterogénicos, enquanto a localização do tecido adiposo na parte inferior do corpo não está associada a um aumento das alterações metabólicas. Muitos estudos epidemiológicos têm demonstrado que o IMC é um poderoso preditor de DM2. A gordura visceral é uma fonte importante de citocinas inflamatórias, como o fator de necrose tumoral alfa (TNF-α), o fator de crescimento transformador β (TGF-β), a interlucina-6 (IL6), a resistina e o inibidor do ativador do plasminogénio tipo 1 (PAI-1), que podem afetar diretamente a captação de glicose mediada pela insulina (resistência à insulina). Por outro lado, há uma redução da secreção de outros factores, como a adiponectina, que reduz a resistência à insulina. Este desequilíbrio conduz a um estado pró-inflamatório que está relacionado com um risco acrescido de complicações cardiovasculares.(14)

Ao longo da resistência à insulina, a função secretora das células β e a massa das células β desempenham papéis complementares no desenvolvimento da diabetes tipo 2. Este processo inclui depósitos de amiloide nas ilhotas e aumento da apoptose das células β. Para além disso, a função anormal das células α (secreção de glucagon) é um determinante importante da magnitude da hiperglicemia encontrada na diabetes, e a lipotoxicidade caracterizada por um aumento dos ácidos gordos livres (AGL) circulantes pode contribuir para a falência progressiva das células β (lipotoxicidade das células β) em indivíduos geneticamente predispostos à DMT2.(15, 24)

## Alterações nos perfis das incretinas

Outro fator importante na fisiopatologia da doença está relacionado com os perfis de secreção de incretinas. Até à data, apenas o polipeptídeo insulinotrópico dependente da glicose (GIP) e o GLP-1 preenchem a definição de hormona incretina em humanos. As acções de ambos são mediadas por receptores. As incretinas ligam-se a receptores específicos de membrana heterotrimérica nas células beta, resultando na ativação da adenilil ciclase e no aumento dos níveis celulares de AMPc, aumentando desta forma a libertação de insulina. Os perfis destas duas incretinas estão alterados em doentes com DMT2.(25) Enquanto a concentração de GIP está normal ou modestamente aumentada em doentes com DMT2, as acções insulinotrópicas do GIP estão significativamente diminuídas. Assim, os doentes com DMT2 têm uma capacidade de resposta diminuída ao GIP, com uma possível ligação à desregulação ou dessensibilização do recetor do GIP. Em contraste com o GIP, a secreção de GLP-1 demonstrou ser deficiente em doentes com T2DM.(26)

O GIP é segregado pelas células K e libertado a partir do intestino delgado proximal (duodeno e jejuno). As incretinas ligam-se a receptores de membrana específicos nas células β, aumentando a libertação de insulina. Os perfis destas duas hormonas estão alterados nos doentes com DMT2. Enquanto a concentração de GIP é normal ou aumenta ligeiramente em doentes com DM2, as acções insulinotrópicas da GIP estão significativamente diminuídas. Em contraste com o GIP, a secreção de GLP-1 tem-se revelado deficiente em doentes com DMT2.[(15)]

**GLP1: Secreção, metabolismo e influência na DMT2**

O GLP-1 é uma hormona intestinal que exerce efeitos profundos na regulação da glicemia, estimulando a secreção de insulina dependente da glicose, a expressão do gene da pró-insulina e as vias proliferativas e anti-apoptóticas das células, bem como inibindo a libertação de glucagon, o esvaziamento gástrico e a ingestão de alimentos. Embora o gene do proglucagon seja expresso nas células L enteroendócrinas e nas células β pancreáticas, o GLP-1 é sintetizado pelo processamento pós-traducional do proglucagon apenas no intestino (Figura 1). As células L estão predominantemente localizadas no íleo e no cólon, embora também tenham sido localizadas no estômago e no intestino proximal e tenham sido identificadas como células epiteliais de tipo aberto que estão em contacto direto com nutrientes no lúmen intestinal.

Além disso, as células L estão localizadas na proximidade dos neurónios e da microvasculatura do intestino, o que permite que as células L sejam afectadas por sinais neurais e hormonais. O GLP-1 bioativo existe em duas formas equipotentes, o GLP-$1^{7\text{-}36\,NH2}$ e o GLP-$1^{7\text{-}37}$, na circulação, das quais a primeira é predominante. O GLP-1 segregado é rapidamente degradado pela enzima ubíqua DPP-4, resultando numa semi-vida extremamente curta para o GLP-1 de 2 minutos. A ingestão de nutrientes é o principal estímulo fisiológico para a célula L e resulta num padrão bifásico de secreção de GLP-1. Um aumento inicial rápido dos níveis circulantes de GLP-1 ocorre 15-30 minutos após a refeição, seguido de um segundo pico menor aos 90120 minutos. Verificou-se que a glicose e a gordura são potentes estimuladores da secreção de GLP-1 quando ingeridas, mas também após administração direta no lúmen intestinal ou em segmentos ileais perfundidos. Ao contrário da glucose e da gordura, as proteínas parecem estimular a secreção do péptido derivado do proglucagon a partir das células L. Vários estudos sugerem que as deficiências ao nível da célula L podem explicar, pelo menos em parte, a redução da secreção de GLP-1 observada em doentes com DM2, bem como na obesidade.[15]

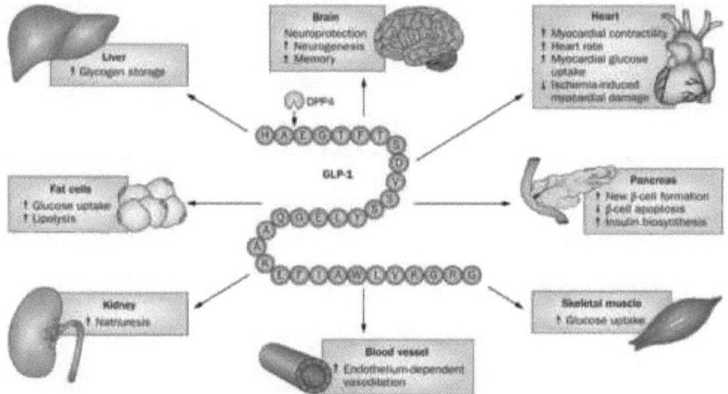


**Figura 1:** Efeitos do GLP-1 em vários tecidos e órgãos[27].

Este ponto de vista comum de que a secreção de GLP-1 em doentes com DMT2 é deficiente e que tal se aplica em menor grau a indivíduos com tolerância à glucose diminuída foi recentemente revisto por Nauck et al. Esta revisão resume a literatura sobre o tema, incluindo uma meta-análise de estudos publicados sobre a secreção de GLP-1 em indivíduos com e sem diabetes após glucose oral e refeições mistas, e os resultados não apoiam a afirmação de um defeito generalizado nas respostas secretoras de GLP-1 relacionadas com os nutrientes na DMT2, que tem sido a razão para substituir as incretinas endógenas por agonistas dos receptores de GLP-1 ou para re-normalizar as concentrações activas de GLP-1 com inibidores da dipeptidil peptidase-4.[28]

A diabetes mellitus tipo 2 está associada a outras anomalias metabólicas num complexo conhecido como "síndrome metabólica", um termo que inclui um O espetro de doenças, incluindo a obesidade, a hipertensão, a esteato-hepatite não alcoólica (NASH), a doença do refluxo gastroesofágico (DRGE), a apneia do sono, a insuficiência cardiopulmonar, a asma, a doença dos ovários poliquísticos, a infertilidade, o cancro, a aterosclerose, a depressão, a doença venosa profunda, as embolias pulmonares, a artrite das articulações que suportam o peso, as alterações epigenéticas na descendência, a neuropatia, o aumento do risco de infeção e a insuficiência renal.[29]

## Diagnóstico e resultados do tratamento clínico da Diabetes Mellitus (DM)

Os critérios de diagnóstico da DM, segundo a Associação Americana de Diabetes (ADA), são:[13]

1. Hemoglobina glicada superior a 6,5 %
2. Ou glicemia de jejum superior a 126 mg/dL
3. Ou glicemia superior a 200 mg/dL, 2 h após o teste de tolerância à glicose

O teste deve ser efectuado tal como descrito pela Organização Mundial de Saúde (OMS), utilizando uma carga de glucose que contenha o equivalente a 75 g de glucose anidra dissolvida em água.

Num doente com sintomas clássicos de hiperglicemia ou crise hiperglicémica, uma glicemia plasmática aleatória superior a 200 mg/dL é considerada diagnóstica.

O doseamento da HbA1c passou a ser cada vez mais utilizado e aceite pela comunidade científica a partir de 1993, após ter sido validado por dois grandes estudos clínicos que avaliaram o impacto do controlo glicémico nas complicações crónicas da diabetes: o estudo DCCT-Diabetes Control and Complications Trial, e o UKPDS-United Kingdom Prospective Diabetes Study.[30, 31] A HbA1c reflecte os níveis séricos de glicose 2-3 meses antes da sua medição. Num indivíduo não diabético, observa-se aproximadamente 4-6 % de HbAlc, enquanto que no diabético não controlado esta percentagem pode atingir níveis duas a três vezes acima do normal. Níveis de HbA1c superiores a 7% estão associados a um risco progressivamente maior de complicações crónicas. Por isso, os objectivos actuais do tratamento da diabetes estabelecem 7 % como limite máximo. Se a HbA1c for superior a 7 %, está indicada a revisão do regime terapêutico.[32]

O tratamento da diabetes tipo 2 e das suas complicações centra-se no controlo dos níveis de glicose, inicialmente baseado na dieta, no incentivo à atividade física e à perda de peso, e nos hipoglicemiantes orais (sulfonilureias, meglitinidas, biguanidas, pioglitazona e inibidores da DPP-4). Os análogos do GLP-1 (exenatide ou liraglutide) são utilizados por via subcutânea e podem aumentar a secreção de insulina. Ao longo da evolução da doença e da diminuição da secreção de insulina pelas células β pancreáticas, os doentes podem necessitar de terapêutica com insulina.[12]

Uma estratégia de controlo intensivo da glicose para baixar o valor de HbA1c para 6,5% produziu uma redução relativa de 10% nos principais eventos macrovasculares e microvasculares.[33] Por outro lado, um controlo mais intensivo da glicose em doentes com

DMT2 mal controlado não teve qualquer efeito significativo na taxa de eventos cardiovasculares (CV) importantes, complicações microvasculares ou morte, devido a complicações relacionadas com episódios de hipoglicemia.[34]

Da mesma forma, no estudo Action to Control Cardiovascular Risk in Diabetes (ACCORD), os doentes com DM2 de alto risco submetidos a terapêutica intensiva para baixar a HbA1c tiveram um aumento da mortalidade e nenhuma redução significativa nos eventos CV major, em comparação com a terapêutica médica padrão.[35]

## Gestão da Diabetes mellitus tipo 2

### A. Tratamento médico da diabetes mellitus tipo 2

Nos doentes com diabetes tipo 2, a dieta e a atividade física são terapias de primeira linha essenciais, e muitos grupos recomendam agora o início da metformina no momento do diagnóstico. A intervenção farmacológica deve ser considerada aquando do diagnóstico dos doentes com diabetes tipo 2. A metformina deve ser prescrita como agente de primeira linha, exceto se existirem contradições à sua utilização. (Note-se que a metformina deve ser interrompida na altura em que é administrado um agente de contraste iodado. Retomar a metformina após 48 horas se o nível de creatinina sérica estiver estável). A escolha dos agentes subsequentes continua a ser controversa. As sulfonilureias devem ser consideradas como um agente de segunda linha. Os medicamentos neutros em termos de peso são clinicamente atractivos, mas não existem dados sobre os resultados que apoiem a sua utilização em relação a qualquer outro medicamento. Em geral, se o doente não tiver atingido o objetivo glicémico após quatro semanas de terapêutica com uma dose máxima de um agente oral, a terapêutica deve ser considerada inadequada. A insulina é o único medicamento antidiabético (para além da metformina) com dados de resultados clínicos bem documentados.[36]

#### 1. Metformina

O primeiro agente farmacológico recomendado para a diabetes tipo 2 é geralmente a metformina. A metformina diminui a produção hepática de glucose, diminui a absorção intestinal e aumenta a captação e utilização periférica da glucose, melhorando a sensibilidade à insulina. Normalmente, reduz a HbA1c em 1-1,5%. A metformina tem várias caraterísticas que podem proporcionar um benefício secundário:

a) Quando utilizado como agente único, raramente causa hipoglicemia e não provoca aumento de peso.

b) Parece ter efeitos favoráveis nos perfis lipídicos e está associada a uma mortalidade cardiovascular ligeiramente inferior em comparação com as sulfonilureias ou a insulina. No entanto, a metformina tem efeitos secundários negativos e pode não ser tolerada por alguns doentes. Náuseas e diarreia são observadas em até 30% dos doentes; os efeitos secundários gastrointestinais (GI) estão relacionados com a dose. A formulação de libertação prolongada (XR) da metformina pode diminuir a diarreia em comparação com a de libertação imediata.

c) A metformina deve ser evitada em doentes com depuração reduzida da creatinina ou que estejam em risco de sofrer a complicação rara da acidose láctica (por exemplo, doentes com cirrose ou insuficiência cardíaca congestiva grave (ICC)).

d) Deve ser suspenso em situações clínicas como a administração de contraste intravenoso (IV), cirurgia ou desidratação.[37]

Ao iniciar a metformina, começar com 500 mg por dia com alimentos. Em seguida, aumentar a dose em 500 mg por semana até 2000 mg por dia em 2 ou 3 doses divididas, conforme tolerado. A terapêutica com metformina deve ser considerada inadequada se o doente não tiver atingido o seu objetivo glicémico após quatro semanas de terapêutica com a dose máxima. Mesmo depois de instituída a terapêutica farmacológica, deve ser dada uma atenção especial à dieta e à atividade física.[37]

Nos doentes que não são candidatos à terapêutica com metformina ou que não conseguiram atingir os objectivos glicémicos com a dose máxima tolerada de metformina, deve ser adicionado um segundo agente. As opções incluem sulfonilureias, secretagogos não sulfonilureias, inibidores da DPP4, inibidores da alfa-glucosidase, inibidores do co-transportador de sódio-glicose 2 (SGLT2) e medicamentos injectáveis. A escolha de um segundo agente deve ser adaptada a cada doente, tendo em consideração uma variedade de factores, incluindo o IMC, a função renal, a lista de problemas médicos e as preferências do doente.[37]

**2. Sulfonilureias**

As sulfoniluréias reduzem a glicose sérica ao aumentar a secreção de insulina. Embora as sulfoniluréias tenham sido tradicionalmente usadas como agentes de primeira linha no diabetes tipo 2, agora devem ser consideradas uma escolha de segundo nível. Em comparação com a metformina, as sulfoniluréias têm efeitos equivalentes, mas menos favoráveis, sobre o peso e aumentam o risco de hipoglicemia. Para além disso, há fracas evidências que indicam que os doentes tratados com sulfonilureias têm maior mortalidade cardiovascular em comparação com os doentes tratados com metformina.[37]

A gliburida, a glipizida e a glimeperida têm uma eficácia comparável na redução da HbA1c. A glipizida é preferível para os doentes com insuficiência renal. Pode ocorrer hipoglicemia grave em doentes com insuficiência renal significativa. Os doentes são normalmente tratados com uma sulfonilureia de segunda geração, começando com uma dose baixa. Os aumentos de dose podem ser efectuados de duas em duas semanas. Se o doente não tiver atingido o objetivo glicémico após quatro semanas de terapêutica com uma dose máxima de sulfonilureia, a terapêutica com sulfonilureia deve ser considerada inadequada.[37]

**3. Secretogogos de insulina sem sulfonilureia**

Estes medicamentos também reduzem a glucose sérica através do aumento da secreção de insulina. São frequentemente utilizados em vez de sulfonilureias em doentes alérgicos a sulfonilureias ou quando a sua semivida mais curta e a dosagem frequente podem reduzir o risco de hipoglicemia em caso de saltar ou atrasar refeições. Os efeitos sobre o peso e o risco de hipoglicemia são comparáveis aos das sulfonilureias.[37]

**4. Inibidores da dipeptidil peptidase-4 (DPP-4)**

O GLP-1 e o GIP são hormonas incretinas que estimulam a secreção de insulina e suprimem o glucagon. Estas hormonas incretinas são rapidamente degradadas pela DPP-4.

Os inibidores da DPP-4 aumentam o efeito destas hormonas incretinas através da inibição da DPP-4. Um inibidor da DPP-4 pode ser utilizado como monoterapia em caso de intolerância à metformina e é um agente de segundo nível útil para utilização em terapêutica combinada. Os inibidores da DPP-4 não estão associados ao aumento de peso. Quando utilizados em monoterapia, a hipoglicemia é rara com estes agentes. Os dados sobre os efeitos destes medicamentos no perfil lipídico ou nos resultados cardiovasculares são limitados. São necessários ajustes de dose para a insuficiência renal com a Sitagliptina e a Saxagliptina, mas não com a Linagliptina.[37]

**5. Inibidores da alfa-glucosidase**

Os inibidores da alfa-glucosidase retardam a digestão dos hidratos de carbono ingeridos, atrasam a absorção de glucose na corrente sanguínea e diminuem os níveis de glucose no sangue pós-prandial. O seu efeito na redução da HbA1c é pequeno. Não estão associados a aumento de peso, nem causam hipoglicémia quando utilizados em monoterapia ou em combinação com metformina. São frequentes os efeitos secundários gastrointestinais, incluindo dor abdominal, flatulência e diarreia. Estes efeitos diminuem normalmente com o tempo (4-8 semanas), mas levam frequentemente à descontinuação do medicamento.[37]

### 6. Tiazolidinedionas

As tiazolidinedionas (TZD) reduzem a resistência à insulina e baixam os níveis de glucose no sangue, melhorando a sensibilidade à insulina no músculo e no tecido adiposo. Reduzem os níveis de glucose e de insulina e não causam hipoglicemia quando utilizadas como agentes isolados (ou em combinação com metformina). Estes medicamentos são muito eficazes na redução da HbA1c, no entanto, devido aos seus efeitos secundários, devem ser considerados agentes de terceiro nível. As TZDs estão associadas a um aumento significativo de peso. A Food and Drug Administration (FDA) emitiu um aviso de caixa para ambas as TZDs disponíveis devido a um risco aumentado de CHF.

Por conseguinte, estes fármacos devem ser evitados em doentes com ICC. Ambas as TZD estão associadas a retenção de líquidos e edema periférico, que ocorrem em pelo menos 15% dos doentes. As TZDs estão fortemente associadas ao aumento do risco de fratura em mulheres pós-menopáusicas. As TZDs podem agravar o edema macular diabético. Não é necessário ajustar a dosagem renal. A pioglitazona tem sido associada a um risco acrescido de cancro da bexiga.[(37)]

### 7. Inibidores do cotransportador de sódio e glucose 2

Esta classe actua nos túbulos renais proximais, diminuindo o limiar de excreção de glicose e aumentando a depuração urinária de glicose. Este efeito provoca um efeito de diurese osmótica ligeira e uma excreção líquida de calorias através da micção de glucose. A hipoglicemia é rara quando utilizada como monoterapia. Há recomendações para reduzir a dose de insulina ou de outros secretagogos de insulina concomitantes. Embora não seja indicada para a hipertensão ou obesidade, esta classe pode causar hipotensão e ligeira perda de peso (~400 kcal/dia, mas apenas 2,5% de perda de peso num ensaio com 52 semanas, sugerindo um mecanismo compensatório). São necessários ajustes de dose para a insuficiência renal com ambos os agentes disponíveis e contra-indicados abaixo da taxa de filtração glomerular estimada (eGFR) de 30 ml/min. O ajuste da dose hepática só é necessário para a canagliflozina na classe C de Child-Pugh. Os estudos revelam um aumento do risco de infecções do trato urinário, bem como de infecções micóticas genitais nos utilizadores, como os efeitos secundários mais comuns. Verificou-se um aumento de cancro da bexiga entre os utilizadores de dapagliflozina em ensaios clínicos, sugerindo que se evite a utilização em doentes com antecedentes de cancro da bexiga. Não estão atualmente disponíveis dados de segurança renal a longo prazo. Os ensaios clínicos mostraram um ligeiro aumento da creatinina sérica, diminuições da taxa de filtração glomerular e elevações da lipoproteína de baixa densidade (LDL).[37]

**8. Terapia oral combinada**

Cada classe de agentes orais actua através de um mecanismo diferente e podem ser combinados para conseguir um controlo ótimo da glicemia. As excepções óbvias são as sulfonilureias e os secretagogos de insulina não sulfonilureia, que não devem ser combinados. Normalmente, os doentes com diabetes tipo 2 iniciam a terapêutica com metformina, sendo adicionado um segundo ou terceiro agente conforme necessário. Em geral, a adição de um agente oral reduzirá a HbA1c em mais 1,0%. Atualmente, estão disponíveis comprimidos que combinam duas classes de agentes orais. As combinações oferecem menor flexibilidade de dosagem, mas o custo não é necessariamente maior em comparação com os comprimidos de agente único.[37]

**9. Agentes miméticos da incretina**

O Exenatide (Byetta), o Exenatide Liraglutide (Victoza) e o Exenatide de libertação prolongada (Bydureon) estão aprovados para a diabetes tipo 2. São normalmente utilizados com metformina ou outros agentes orais. Aumentam a libertação de insulina na presença de hiperglicemia, retardam o esvaziamento gástrico e suprimem o apetite, o que pode levar à perda de peso em indivíduos com excesso de peso. A hipoglicemia é rara quando estes agentes são utilizados como agente único ou em terapêutica combinada com metformina. Os dados são limitados no que diz respeito aos resultados cardiovasculares relacionados com estes fármacos, embora tenham sido sugeridos efeitos favoráveis no perfil lipídico. Os efeitos secundários mais frequentes são náuseas e vómitos. A FDA adverte que o exenatide pode estar associado a um risco aumentado de pancreatite e subsequente insuficiência renal aguda. Se houver suspeita de pancreatite, os agentes miméticos da incretina devem ser descontinuados. Se a pancreatite for confirmada, o exenatido não deve ser reiniciado a menos que seja identificada uma etiologia alternativa para a pancreatite. O exenatido não deve ser utilizado em pessoas com taxa de filtração glomerular (TFG) < 30. Deve ser utilizado com precaução nas pessoas com TFG entre 30 e 50, com monitorização cuidadosa da função renal e dos efeitos secundários GI. O Lira glutide pode ser utilizado com precaução na insuficiência renal.[37]

**10. Combinação de terapia oral/injetável**

Os doentes com diabetes de tipo 2 que não tenham um controlo adequado da glicose com agentes orais terão de iniciar um agente injetável ou uma terapêutica com insulina. Os inibidores da DPP-4 não devem ser combinados com miméticos da incretina, como a exenatida ou a lira glutida. Se a insulina for iniciada, a maioria dos especialistas concorda que a metformina deve ser continuada. No entanto, outros agentes hipoglicémicos são normalmente descontinuados. É possível argumentar a favor da continuação de outros agentes hipoglicémicos em combinação com a insulina; no entanto, não existe consenso quanto às combinações que devem ser utilizadas. A adição de insulina Neutral Protamine Hagedorn (NPH) à hora de deitar continua a ser uma abordagem tradicional. No entanto, a terapêutica com Lantus uma vez por dia tem-se tornado cada vez mais popular devido à ausência de um pico de insulina e à sua duração de ação de 24 horas. A terapêutica pode ser intensificada, conforme necessário, com insulina dividida/misturada duas vezes por dia ou com uma abordagem de insulina basal/bolus, conforme necessário para atingir os objectivos glicémicos.[(37)]

**11. Insulina**

As insulinas são classificadas de acordo com a sua duração de ação.

a) As insulinas de ação rápida (Lispro [Humalog], Aspart [NovoLog], Glulisine [Apidra]) ou a insulina de ação curta (Regular) são utilizadas em conjunto com as refeições ou para tratar o aumento previsto da glicemia pós-prandial. Uma vez que o início e a duração das insulinas de ação rápida são mais fisiológicos do que a insulina Regular, alguns profissionais preferem a sua utilização. No entanto, em doentes do tipo 2, a insulina regular é uma escolha apropriada e é menos dispendiosa.

b) As insulinas intermédias (NPH e Detemir [Levemir]) são normalmente administradas duas vezes por dia. A dose da manhã supre as necessidades de insulina basal durante o dia e o pico de ação pós-almoço pode reduzir a necessidade de insulina de ação curta ao almoço. A dose da noite, frequentemente administrada ao deitar, é titulada em função da glucose sanguínea em jejum, para evitar a hipoglicemia nocturna.

c) A insulina de ação prolongada, Glargina (Lantus) tem uma duração de ação de aproximadamente 24 horas. Pode ser utilizada como insulina "basal" tanto na diabetes tipo 1 como na diabetes tipo 2. É frequentemente prescrita numa dose inicial de 20 unidades ao deitar e titulada em 2 a 4 unidades a cada 2-3 dias para glicemia em jejum > 130 mg/dl.

d) As misturas de insulinas NPH e de ação curta estão disponíveis sob várias formas. As duas misturas mais frequentemente utilizadas são 75/25 NPH/lispro (mistura Humalog) e 70/30

NPH/aspart (mistura Novolog). As injecções duas vezes por dia (antes do pequeno-almoço e do jantar) destas misturas podem proporcionar um bom controlo para os doentes com diabetes tipo 2.[37]

**12. Symlin**

Symlin não é um tipo de insulina, mas sim um agente amilinomimético aprovado como terapêutica adjuvante em doentes com diabetes de tipo 1 e 2 que utilizam insulina às refeições mas que não atingem um controlo ótimo. Symlin é utilizado às refeições para aumentar os efeitos da insulina no controlo glicémico. Isto pode causar hipoglicemia, que pode ocorrer nas 3 horas seguintes a uma injeção de Symlin. Symlin e insulina nunca devem ser misturados na mesma seringa. Symlin pode também suprimir o apetite e levar à perda de peso. A náusea é o efeito secundário mais frequente, mas melhora com o tempo na maioria dos doentes.[37]

## B. Tratamento cirúrgico da diabetes tipo 2

### O papel do tratamento cirúrgico da diabetes tipo 2

Não existe uma cura médica para os doentes que sofrem de DMT2.[38] A terapêutica médica para a DMT2 é ineficaz a longo prazo devido à natureza progressiva da doença, que exige doses crescentes de medicação e polifarmácia. Na melhor das hipóteses, as terapias médicas actuais têm como objetivo baixar a glicemia e diminuir a resistência periférica à insulina associada à DMT2. A partir do momento em que os objectivos do tratamento clínico da diabetes tipo 2 não estão a ser atingidos, apesar da utilização de todos os recursos clínicos (medicamentos, dieta, mudança de estilo de vida), a cirurgia metabólica surge como uma possibilidade terapêutica. Nos últimos 20 anos, com base em observações de séries de cirurgia bariátrica, vários artigos têm investigado se o DM2 poderia ser uma doença do intestino anterior.[38-40]

### Historial da cirurgia da diabetes

Em 1925, um relato de caso no The Lancet documentou a rápida resolução da diabetes como uma observação casual num doente com úlcera péptica dias após a gastrectomia e a gastrojejunostomia.[41] O autor perguntou: "o que pode explicar a aparente melhoria (da diabetes)? A glicosúria estava ausente após a operação, apesar de uma dieta contendo uma quantidade razoável de hidratos de carbono". Várias outras observações clínicas de melhoria dramática da diabetes após gastrectomias parciais ou totais foram relatadas ao longo da primeira metade do século XX. Com o advento da cirurgia bariátrica para a obesidade mórbida no final da década de 1950, modificações semelhantes da anatomia gastrointestinal começaram a ser realizadas em indivíduos com obesidade mórbida, uma população com elevada prevalência de diabetes tipo 2; como resultado, os relatos de controlo induzido cirurgicamente da DMT2 tornaram-se cada vez mais comuns.(42)

O conceito de cirurgia metabólica foi definido por Buchwald e Vanco, em 1978, no seu livro "Metabolic Surgery", como a manipulação operativa do órgão ou sistema de órgãos normal, para obter um resultado biológico para um potencial ganho de saúde.(43) Com base nos resultados metabólicos após as operações "tradicionais" e depois de se compreender que as intervenções gastrointestinais podem ter um efeito antidiabético direto não relacionado inicialmente com a perda de peso, os esforços foram dirigidos para operações que reencaminham os alimentos através do trato gastrointestinal. Estas operações conduziram a uma perda de peso nula ou ligeira e seguiram alguns padrões anatómicos e fisiopatológicos para conseguir o controlo metabólico numa população que, em teoria, não necessita de uma perda de peso maciça. Foram desenhados procedimentos que preservam o piloro,(44-46) diminuindo assim o esvaziamento gástrico e hipoteticamente levando a uma mais fácil restauração da secreção de insulina na primeira fase.(11) Desta forma, a cirurgia bariátrica surgiu como um tratamento potencialmente útil para a DMT2.(47) Estudos observacionais e ensaios controlados aleatórios demonstraram que os procedimentos, incluindo o bypass gástrico em Y de Roux (RYGB), o mini bypass gástrico (MGB), a gastrectomia em manga (SG) e o desvio biliopancreático (BPD), melhoram significativamente o controlo glicémico e afectam favoravelmente os factores de risco cardiovascular.(48-50)

Esta nova fronteira da cirurgia metabólica/bariátrica inclui a aplicação de procedimentos bariátricos convencionais (RYGP, BPD, MGB e SG) e a introdução de novos procedimentos (interposição ileal, bipartição intestinal) concebidos com o objetivo específico de ter efeitos metabólicos, independentemente de provocar uma perda de peso maciça.

Face ao crescente entusiasmo pelas intervenções cirúrgicas no tratamento da DMT2, realizou-se em Roma, em março de 2007, a 1.ª Cimeira de Cirurgia da Diabetes, com o objetivo de desenvolver orientações para a utilização da cirurgia gastrointestinal no tratamento da DMT2. Em 2009, a ADA mencionou pela primeira vez a terapia cirúrgica para o tratamento do T2DM. Em 2011, a IDF publicou a sua declaração de posição mencionando que a cirurgia bariátrica era uma opção aceite para doentes com DMT2 com IMC $\geq 35$ kg/m$^2$, e poderia ser considerada uma terapia alternativa para doentes com IMC $< 35$ kg/m$^2$ que não respondem à terapia médica padrão.(5)

## Técnicas cirúrgicas

A cirurgia bariátrica designa qualquer procedimento cirúrgico que tenha como objetivo a redução do excesso de peso. As operações bariátricas convencionais dividem-se da seguinte forma:

1. **Tipo restritivo**: gastrectomia em manga laparoscópica, banda gástrica e plicatura gástrica.
2. **Tipo malabsortivo**: transposição ileal (TI).
3. **Procedimentos combinados malabsortivos e restritivos:** bypass gástrico laparoscópico em Y de roux (LRYGB), desvio bilio-pancreático, switch duodenal (DS) e mini bypass gástrico.

Curiosamente, tanto os procedimentos de bypass como os restritivos foram relatados como causadores de remissão da diabetes, mas através de mecanismos diferentes, dependendo do grau de alteração fisio-anatómica do trato gastrointestinal.[(48)] Essencialmente, a rápida indução de um balanço energético negativo após a cirurgia, o bypass limitado do intestino anterior, o rápido fornecimento de nutrientes ao intestino posterior e a diminuição da massa de adipócitos podem desempenhar papéis importantes na perda de peso duradoura, na diminuição da saciedade e na melhoria da resistência à insulina.

## A. História da cirurgia bariátrica:

Os primeiros pioneiros da cirurgia bariátrica foram Linner e Kremen [(51)] que efectuaram a primeira cirurgia bariátrica em 1954. A ideia era diminuir a quantidade de alimentos processados no intestino, reduzindo as secções digestivas e de absorção do intestino delgado, de modo a que o corpo absorvesse menos calorias. A maior parte do intestino foi contornada, mantendo-se o estômago intacto. Um procedimento semelhante foi desenvolvido por Henriksson, um médico sueco, mais ou menos na mesma altura. No seu procedimento, a porção redundante do intestino delgado foi removida. Embora a perda de peso com o bypass jejunoileal (JIB); (Figura 2) fosse boa, muitos doentes desenvolveram complicações como diarreia, cegueira nocturna (por deficiência de vitamina A), osteoporose (por deficiência de vitamina D), desnutrição proteico-calórica e cálculos renais.[(52)]

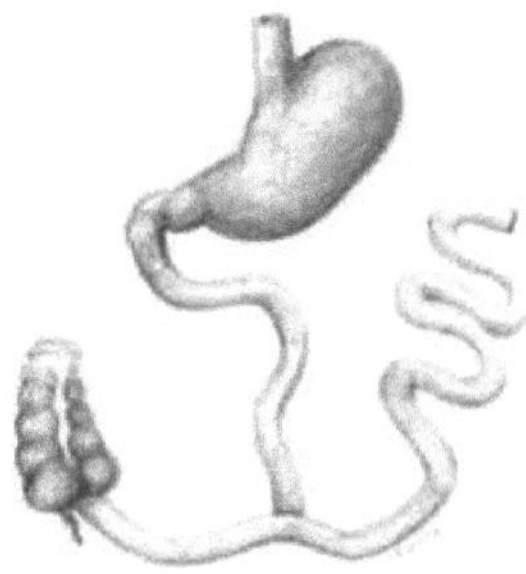

**Figura 2:** Bypass jejunal-intestinal [52]

Mais tarde, a derivação jejunocólica foi introduzida por Payne e DeWind[53] em 1969, que ligava a parte superior do intestino delgado ao cólon. Os doentes também sofriam de diarreia incontrolável e o procedimento foi convertido em anastomose término-terminal para aliviar os sintomas. Em 1970, Scott et al. tentaram fazer bypass em comprimentos mais pequenos do intestino delgado. No que diz respeito à abordagem de má absorção dos procedimentos descritos, as complicações mais preocupantes dos bypasses extensos do intestino delgado estavam associadas ao crescimento excessivo e tóxico de bactérias no intestino contornado. Essas bactérias causaram insuficiência hepática, artrite grave, problemas de pele e sintomas semelhantes aos da gripe. No geral, após uma excelente redução de peso inicial, estes procedimentos bariátricos demonstraram complicações graves no seguimento a longo prazo. A modificação intestinal foi, portanto, abandonada e foram introduzidas modificações no trato gastrointestinal superior, com base no princípio da restrição da quantidade de alimentos.[54]

Edward Mason observou que os pacientes submetidos a ressecção gástrica alta com reconstrução Billroth II perdiam peso e lutavam para recuperar o peso. Em 1966, ele desenvolveu o bypass gástrico dividido horizontal em alça (Figura 3). Uma alça de jejuno foi anastomosada ao aspeto da curva maior da bolsa gástrica e uma gastro-jejunostomia foi realizada. O procedimento foi um desafio devido à tensão frequente na anastomose. No devido tempo, foi conseguida uma maior perda de peso através de um fundo mais pequeno, a tensão na anastomose foi reduzida através da divisão dos vasos gástricos curtos e foi construída uma gastro-jejunostomia mais estreita. Em 1977, Alden construiu a anastomose entre a alça jejunal e a parte superior do estômago primeiro e, em seguida, grampeou transversalmente o estômago abaixo da anastomose sem dividir o estômago; ele teve uma baixa taxa de complicações sem mortes. A fuga da anastomose do bypass da ansa de Mason era perigosa, porque o fluido de fuga era composto por secreções gástricas e duodenais activadas. Griffen introduziu a reconstrução em Y de Roux, que desvia a bílis e as secreções duodenais da anastomose proximal, e torna uma fuga anastomótica gastro-jejunal essencialmente numa fístula salivar.[55]

No BGYR, o membro de Roux diminui a tensão na anastomose gastro-jejunal (Figura 4). Com o aumento do seguimento, tornou-se evidente que o reganho de peso tardio poderia ainda ocorrer após o bypass gástrico. Foram feitas tentativas para melhorar a perda de peso a longo prazo. Torres considerou que a combinação da restrição gástrica com a má absorção proporcionaria uma perda de peso sustentada. O RYGB distal de Torres utilizou uma bolsa gástrica de curva menor de 50 cc, um comprimento médio do canal comum de 152 cm com 90 cm de membro alimentar. Registou-se uma taxa de desnutrição proteica de 7% no RYGB de Torres, não incluindo os doentes iniciais com membros curtos que necessitaram de revisão. A perda de peso foi impressionante, com uma perda média de excesso de peso (EWL) de 82,5 % aos 5 anos.[55]

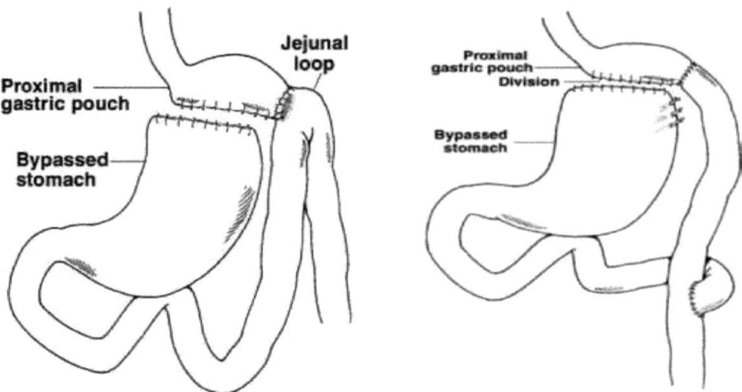


**Figura 3:** Bypass gástrico dividido horizontal em laço de Mason [56]

**Figura 4:** Bypass gástrico em Y de Roux de Griffen[57]

A abordagem de Fobi era diferente e baseava-se na constatação de que o estoma da gastrojejunostomia se distende com o tempo. Este facto deve-se frequentemente à dilatação da bolsa e do estoma, resultando numa recuperação tardia de peso. Linner ligou a gastroenterostomia com uma sutura não absorvível, mas isto resultou numa elevada taxa de erosão. Fobi colocou um anel de silastic à volta da bolsa acima da gastroenterostomia (Figura 5). O anel foi colocado frouxamente para evitar a dilatação em vez de aplicar restrições.[58] Outros elementos da bolsa de Fobi incluíam a interposição da ansa jejunal de Roux entre a bolsa dividida e o estômago contornado para evitar uma fístula gastro-gástrica e a colocação de uma gastrostomia temporária no estômago contornado para evitar a dilatação gástrica pós-operatória e fornecer um potencial portal para alimentação.[59] Os resultados do RYGB com Fobi parecem ser melhores do que os do RYGB sem banda, com um EWL a longo prazo 10-20% mais elevado.[55]

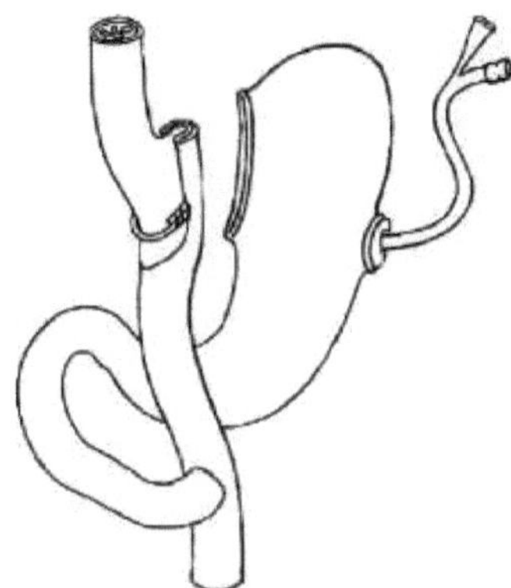

**Figura 5:** Bypass gástrico em Y de Roux com bolsa de Fobi: anel sobre a bolsa, laço de Roux interposto, gastrostomia temporária [59]

Scopinaro (1979) [60] efectuou pela primeira vez o desvio biliopancreático que foi concebido para ser uma alternativa malabsortiva mais segura ao JIB. A porção do estômago superior que permanece (quase 70% do estômago é removido) é muito maior do que a pequena bolsa criada para o BGYR. Isto permite que os doentes comam maiores volumes antes de sentirem saciedade. Depois de entrar na parte superior do estômago, o alimento passa através de uma anastomose para o intestino delgado (membro alimentar). Este membro alimentar está ligado ao chamado canal biliopancreático 50-100 cm antes do cólon (canal comum, onde é possível a digestão e absorção dos alimentos). Esta anatomia é muito semelhante à do RYGBP, exceto que o comprimento do intestino desde o estômago até ao cólon é muito mais curto, criando uma maior má absorção. Estudos a longo prazo demonstraram que 72% da perda de peso em excesso foi mantida durante um período de observação de 18 anos.[52]

O duodenal switch (DS) é uma modificação da DBP e foi realizado pela primeira vez por Hess em 1988.[61] O DS foi concebido por Hess para prevenir úlceras gástricas, aumentar a quantidade de restrição gástrica e minimizar a incidência da síndrome de dumping. A DS funciona através de um elemento de restrição gástrica, bem como de má absorção. O estômago tem a forma de um pequeno tubo, preservando o piloro, transectando o duodeno e ligando o intestino ao duodeno acima do ponto onde os sucos digestivos entram no intestino. Anatomicamente, a principal diferença entre a DS e a DBP é a forma do estômago. Em vez de cortar o estômago horizontalmente e remover a metade inferior, a DS corta o estômago verticalmente e deixa um tubo que se esvazia num segmento muito curto (2-4 cm) do duodeno. Tanto a BPD como a DS podem ser efectuadas por laparoscopia. O acompanhamento a longo prazo e os suplementos vitamínicos diários são cruciais para o sucesso de ambas as operações, com monitorização ao longo da vida para prevenir deficiências nutricionais e minerais. A era moderna dos procedimentos gástricos para perda de peso começou com a observação de que alguns doentes submetidos a cirurgia de úlcera gástrica perdiam peso posteriormente.[52] A gastroplastia horizontal foi concebida no início dos anos 70 por Edward E. Mason (Figura 6) para ser uma alternativa mais segura ao RYGBP e ao JIB.[62] A gastroplastia foi o primeiro procedimento bariátrico puramente restritivo. A gastroplastia original (horizontal) envolvia agrafar o estômago numa pequena partição e deixar apenas uma pequena abertura para a passagem de alimentos da bolsa superior para a inferior. Infelizmente, devido à dilatação da via de passagem dos alimentos, esta forma de gastroplastia resultou numa perda de peso muito fraca a longo prazo e, após várias tentativas de modificação, foi abandonada. [52] Em 1982, Mason introduziu a gastroplastia vertical com banda (VBG) (Figura 7), com uma bolsa baseada na curvatura menor do estômago e uma malha de polipropileno ou anel de silastic à volta da saída da bolsa. Embora tenha havido complicações no procedimento inicial, foram feitos refinamentos adicionais reduzindo o tamanho da bolsa para aumentar o componente restritivo e, assim, melhorar a redução do excesso de peso no pós-operatório. Embora este método se revele eficaz no início, a banda e a bolsa tendem a esticar ao fim de alguns anos, acompanhadas por um novo aumento de peso.[63]

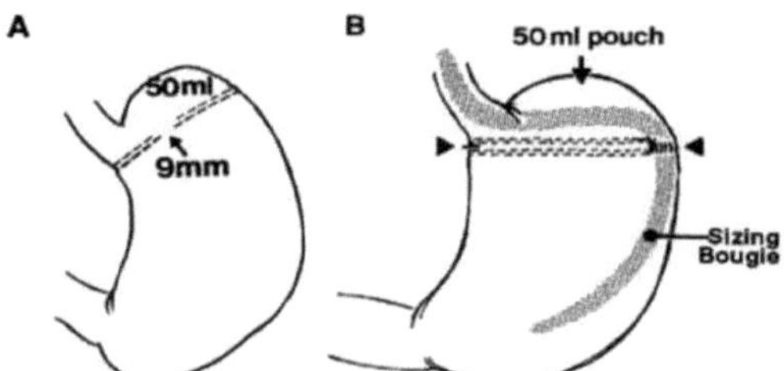


**Figura 6:** Gastroplastia horizontal[64]

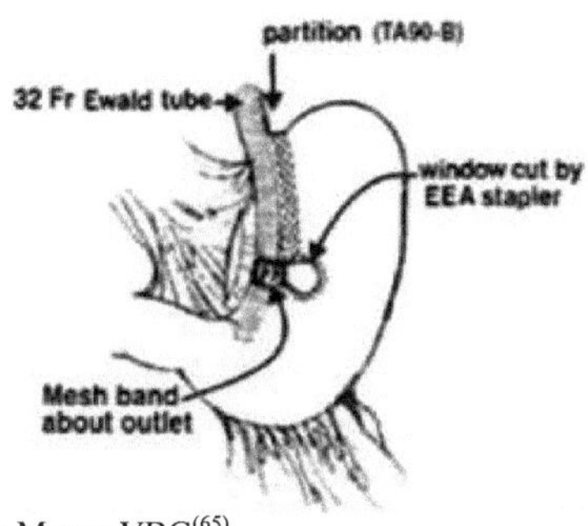

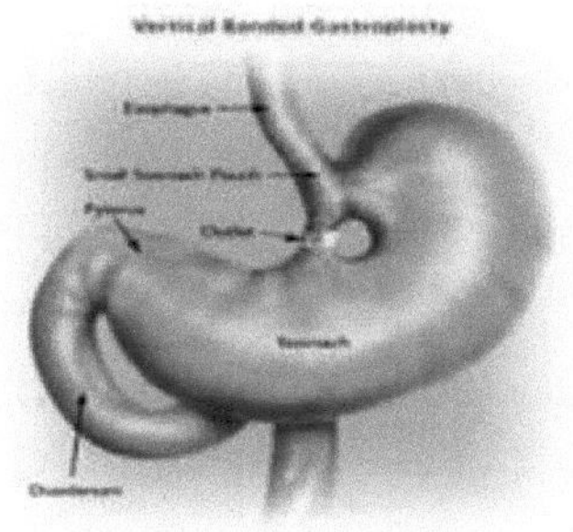

**Figura 7:** Mason VBG[65]

Outro exemplo de um procedimento puramente restritivo é a banda gástrica não ajustável. Foi realizada pela primeira vez em 1976 por Wilkinson,[66] que aplicou uma malha de Marlex de 2 cm à volta da parte superior do estômago, criando um estoma para restringir a ingestão de alimentos e obter uma sensação de saciedade. Mais tarde, em 1980, Molina descreveu o procedimento de segmentação gástrica, em que um enxerto vascular de Dacron foi colocado à volta do estômago. A bolsa gástrica era mais pequena do que a do procedimento de Wilkinson. Devido à forte aderência, o enxerto de Dacron foi substituído por um de politetrafluoroetileno (PTFE) (Gore-Tex®). Em 1983, Kuzmak começou a usar uma banda de silicone de 1cm para criar uma pequena bolsa de estômago superior de 30 a 50ml.[52]

A banda gástrica ajustável foi também desenvolvida por Kuzmak, que concebeu uma banda de silicone com um balão insuflável em 1986. Este pequeno balão está ligado a um pequeno reservatório sob a pele, de modo a que o diâmetro do estoma seja ajustável. O primeiro procedimento laparoscópico com a banda gástrica ajustável foi efectuado por Belachew em 1994.[67]

A gastrectomia vertical em manga foi realizada pela primeira vez como uma operação distinta em 2001, com o objetivo de remover aproximadamente 90% do estômago, deixando um tubo estreito ou "manga" que reduz consideravelmente o volume do estômago e cria saciedade.[68, 69] O procedimento minimiza as complicações do dumping ao preservar o piloro.[52]

## B. Procedimentos bariátricos actuais

### i. Bypass gástrico em Y de Roux (RYGP)

A RYGP foi aprovada como padrão no tratamento cirúrgico da obesidade grave.[70] É o procedimento bariátrico mais realizado no mundo, e é considerado o padrão ouro para o tratamento cirúrgico da obesidade mórbida nos EUA.[71] A RYGP (Figura 4) é considerada um procedimento combinado, ou seja, promove a perda de peso através da restrição da ingestão alimentar e também gera, embora em pequena proporção, a má absorção intestinal de nutrientes.Consiste na configuração de uma bolsa gástrica com um volume de cerca de 15-30 cc, com ou sem a colocação de uma banda para restrição do fluxo, e na restauração do trânsito intestinal com um bypass intestinal em Y de Roux com 1,2-2,2 m de comprimento em média. Cerca de 50-100 cm é o comprimento do membro biliopancreático, que conduz as secreções digestivas para a entero-anastomose, e 70-120 cm do membro alimentar, que leva o bolo alimentar da bolsa gástrica para a entero-anastomose. Isto impede que o duodeno contornado e a primeira porção do jejuno recebam o bolo alimentar, que chega mais rapidamente ao jejuno distal e ao íleo, provocando respostas hormonais que podem explicar os efeitos cirúrgicos no controlo glicémico.[12]

Após a RYGP, observam-se os seguintes resultados, com importantes efeitos metabólicos: restrição gástrica, levando à saciedade precoce, e diminuição do volume das refeições; exclusão do fundo do estômago do trânsito alimentar, levando à redução da secreção de grelina e consequente efeito anorexígeno; e chegada mais rápida dos nutrientes ao intestino distal, de forma a estimular a libertação do péptido YY (PYY) e do GLP-1, que levam à diminuição da ingestão alimentar e melhoram a tolerância à glicose. [72, 73]

A reversão do DMT2 ocorre devido a um aumento da sensibilidade à insulina, associado a uma melhoria da função das células beta, incluindo a recuperação da primeira fase da secreção de insulina. Essa recuperação se deve a um aumento da produção de GLP-1. A remissão do diabetes é observada nos primeiros dias pós-operatórios após a RYGP. [74]

Este efeito antidiabético precoce não é observado em pacientes submetidos a procedimentos puramente restritivos, como a banda gástrica ajustável. Este achado reforça o papel das entero-hormonas nos efeitos metabólicos dos procedimentos bariátricos, e não apenas como consequência da perda de peso. Assim, a BGYR pode ser considerada como um procedimento com resultados positivos, resultantes da modulação das hormonas incretinas para o obeso diabético, e a sua resposta precoce vai para além do seu efeito na perda de excesso de peso.[12]

### ii. Desvios biliopancreáticos "Procedimento de Scopinaro"

Os desvios biliopancreáticos são procedimentos bariátricos malabsortivos, que promovem a perda de peso ao provocar a má absorção de nutrientes, sem gerar muita restrição na ingestão alimentar. Na DBP (Figura 8) é realizada uma gastrectomia parcial horizontal, o remanescente gástrico tem um volume de cerca de 250 cc e o fundo é mantido, o duodeno é excluído e o trânsito alimentar é reconstruído com uma anastomose gastro-ileal, que gera um bypass intestinal de todo o jejuno, que passa a ser a alça biliopancreática. Esse canal biliopancreático drena a secreção biliar e pancreática pela anastomose entero, que fica a 50 cm da válvula ileocecal, para o íleo distal, chamado de canal comum. Somente essa porção do íleo une a secreção biliopancreática e o bolo alimentar, e somente nesse pequeno segmento alguns dos nutrientes alimentares são absorvidos.[12]

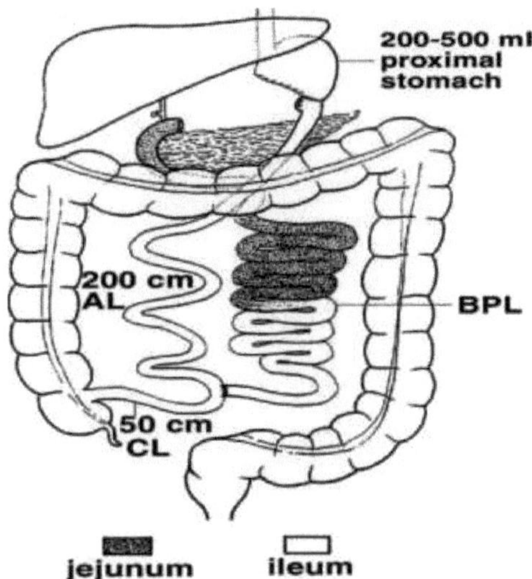


**Figura 8:** Desvio biliopancreático de Scopinaro[75] BPL membro biliopancreático, CL membro comum, AL membro alimentar

### iii. Divisão biliopancreática com switch duodenal (BPDDS)

Num esforço para diminuir as complicações associadas ao procedimento de Scopinaro, particularmente a ulceração marginal observada com a hemigastrectomia e a anastomose gastrojejunal, o Dr. Douglas Hess concebeu e realizou o primeiro procedimento de desvio biliopancreático com duodenal switch em Bowling Green, Ohio, a 22 de março de 1988 (Figura 9).[61, 76] No DS o canal comum é mais longo, com 75100 cm, e a bolsa gástrica é obtida por uma gastrectomia em manga. O remanescente gástrico tubular assenta na curvatura menor, com um piloro funcionante e um volume que ronda os 150-200 cc. Nesta operação, preserva-se um segmento curto de duodeno, sendo a reconstrução do trânsito intestinal efectuada por uma anastomose duodenolileal.[12]

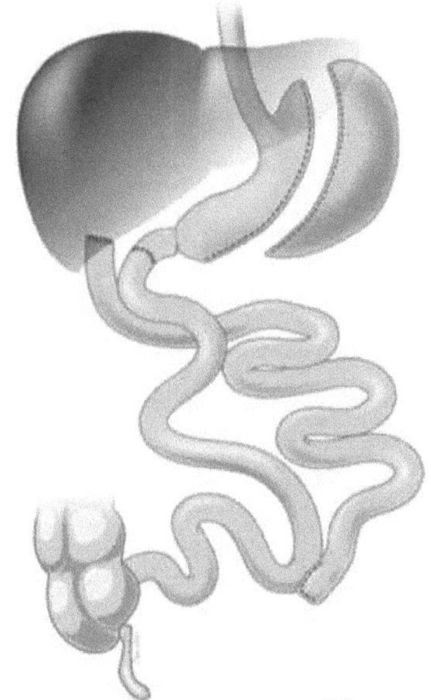

**Figura 9:** Desvio biliopancreático de Hess com switch duodenal[76]

O efeito da estimulação entero-hormonal resultante da chegada de nutrientes ao segmento distal do intestino é evidente nos procedimentos cirúrgicos de bypass biliopancreático. O desvio biliopancreático leva a um controlo muito eficaz do metabolismo lipídico e da DM2, promovendo a melhoria da sensibilidade à insulina de uma forma mais intensa do que a RYGP.[77]

### iv. Gastrectomia de manga

A gastrectomia em manga (Figura 10) tornou-se um procedimento bariátrico comum na última década. Foi inicialmente aplicada como um primeiro passo da DBP-DS em pacientes de alto risco, mas logo ganhou aceitação como um procedimento gástrico único, com melhores resultados em comparação com a banda gástrica. Não é considerado um procedimento restritivo puro, uma vez que também tem efeitos entero-hormonais, como resultado da ressecção do fundo gástrico e do rápido esvaziamento gástrico.(78) Os resultados mostraram que a cirurgia bariátrica estava associada a um controlo glicémico sustentado e à redução do peso. A técnica cirúrgica envolve a inserção de um bougie esofágico de 40-60 Fr no estômago e a excisão gástrica com um dispositivo de sutura automática a partir da curvatura maior da porção pilórica, aproximadamente 5 cm proximalmente do anel pilórico, em direção ao ângulo de His, com a intenção de reduzir a capacidade gástrica para 60-200 ml.(79)

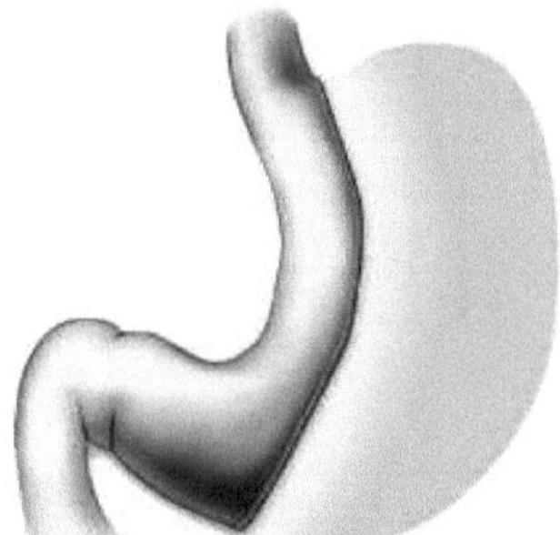

**Figura 10:** Gastrectomia em manga laparoscópica, tal como é efectuada por muitos cirurgiões atualmente(80)

v. **Interposição ileal + Gastrectomia em manga**

A interposição ileal é um procedimento baseado na hipótese do intestino posterior. Nesta operação, uma ansa ileal é colocada no trânsito intestinal, numa posição proximal, com provável efeito na libertação de incretinas pela presença precoce de quimo neste segmento ileal. Foram propostos dois tipos diferentes de interposição ileal e gastrectomia em manga. A interposição jejunal-ileal (JII- SG) engloba a teoria do intestino posterior e tem a vantagem de manter a via alimentar normal, evitando assim a má absorção. A interposição duodeno-ileal (DII-SG) combina as hipóteses do intestino grosso e do intestino anterior (Figura 11).[12]

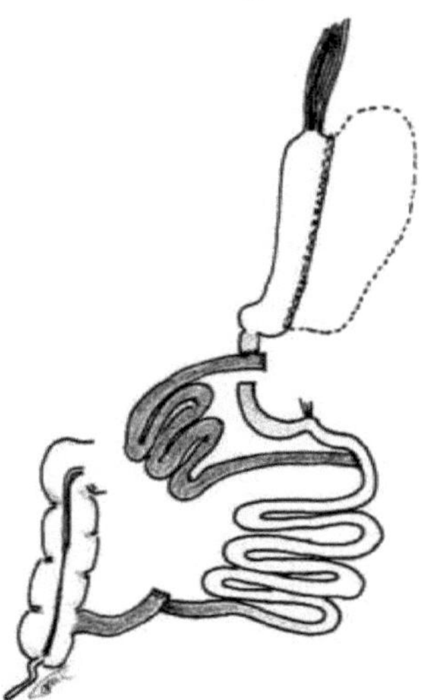

**Figura 11:** Gastrectomia em manga com interposição ileal desviada[12]

A combinação das teorias do intestino anterior e do intestino posterior explica a melhoria da diabetes e a perda de peso após esta operação. Os possíveis mecanismos que explicam os benefícios deste procedimento podem ser os seguintes a restrição calórica induziu uma diminuição da estimulação do duodeno, levando à atenuação da secreção do fator desconhecido do intestino anterior (fator de Rubino); exposição mais precoce dos alimentos ao íleo, levando a uma melhor resposta à incretina; A rutura ileal (os alimentos que entram no íleo modulam a motilidade gástrica e intestinal para reduzir a ingestão e a absorção de alimentos); e o aumento dos níveis séricos de ácidos biliares no pós-operatório foram propostos para desempenhar um papel na melhoria da sensibilidade à insulina (correlacionada com níveis elevados de adiponectina) e no aumento da secreção de insulina induzida pela incretina.[81]

### vi. Bipartição intestinal + Gastrectomia em manga

Este procedimento também pode ser chamado de Duodenal Switch parcial, uma vez que interrompe parcialmente o fluxo de alimentos através do duodeno (Figura 12). Consiste numa gastrectomia em manga, com secção do íleo 260 cm proximal à válvula ileocecal, e reconstrução do trânsito intestinal por uma anastomose em Y de Roux com anastomose gastro-ileal. O fluxo alimentar ocorre então por duas vias, mas preferencialmente através da anastomose gastro-ileal, por menor resistência em relação ao trânsito pelo piloro e duodeno. Sem interromper completamente a participação do duodeno na absorção dos nutrientes, este procedimento reduziria os riscos de carências de ferro e de cálcio. Este procedimento também gera estimulação entero-hormonal elevando a produção de GLP-1 e PYY ileal, diminui a grelina devido à gastrectomia em manga e diminui a lipogénese e colesterogénese jejunal, sem gerar exclusão de qualquer segmento do tubo digestivo.[(82)]

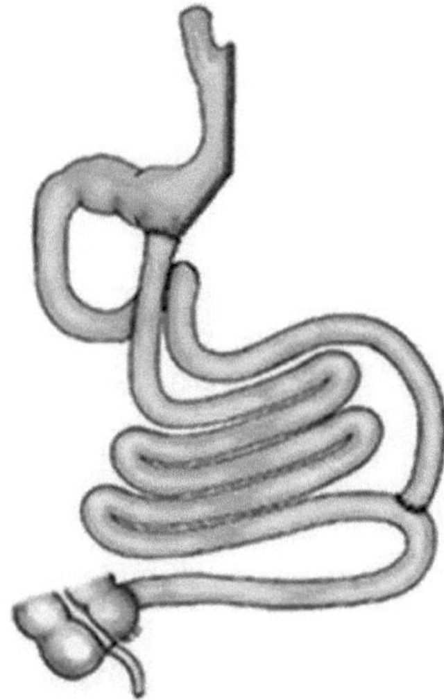

**Figura 12:** Gastrectomia em manga com bipartição de trânsito, ou Duodenal Switch parcial[(83)]

Embora semelhante à DBP-DS, é tecnicamente mais simples, porque não requer a intervenção no duodeno. O procedimento complementar à SG é uma anastomose, efectuada na parte inferior e mais anterior do estômago. É também uma operação "mais fácil" em comparação com a interposição ileal, pois requer menos anastomoses e o posicionamento correto do mesentério não é tão difícil. Utilizando esta técnica em 333 doentes diabéticos com um seguimento de 2 anos de 84,3%, Santoro et al. mostraram uma remissão completa da diabetes em 86% e uma melhoria em 14%.[(83)]

### vii. Bypass minigástrico (MGB)

Embora o LRYGB laparoscópico padrão seja aceite como o padrão de ouro da cirurgia bariátrica e da remissão da diabetes, pode apresentar uma elevada taxa de complicações. O bypass mini-gástrico laparoscópico é considerado uma alternativa segura ao LRYGB, com eficácia semelhante na redução de peso e na resolução de complicações metabólicas, incluindo a diabetes.[84] Tanto o seguimento a curto prazo[85, 86] como a longo prazo [87, 88] confirmaram o efeito duradouro deste procedimento simplificado em doentes obesos ou com obesidade mórbida com DM2. O mini-bypass gástrico laparoscópico (LMGB), relatado pela primeira vez em 1997 por Rutledge, [89] é um procedimento que utiliza uma gastroplastia com tubo vertical dividido em conjunto com um bypass gástrico em alça, que causa perda de peso por restrição e má absorção. De acordo com o relatório de Rutledge, é um procedimento seguro e eficaz com melhor reversibilidade. [90]

O MGB foi concebido para ultrapassar as limitações do RYGB e melhorar os seus resultados. O objetivo era criar uma operação poderosa que fosse simples, com o mínimo de complicações, com uma curva de aprendizagem curta, um elevado grau de eficácia e também facilmente revertida ou revista. O Billroth II com antrectomia tem sido realizado continuamente desde o final de 1800, como uma operação padrão de cirurgia geral para úlcera péptica ou carcinoma antral. Ao contrário da alça de Mason, o MGB constrói um conduto gástrico de menor curvatura até ou abaixo do "pé de galinha"[91].

A MGB combina dois componentes principais. O primeiro é um tubo gástrico longo e não obstrutivo (gastroplastia de Collis), com um tamanho igual ao diâmetro do esófago, que rapidamente liberta os alimentos não digeridos através da gastro-jejunostomia larga e não obstrutiva para o jejuno distal. A construção da bolsa começa abaixo do pé de galinha, estendendo-se lateralmente à junção esofagogástrica (EG), com uma ampla anastomose a uma alça jejunal antecólica num ponto cerca de 200 cm distal ao ligamento de Treitz, proporcionando má absorção.[91]

Desde que o MGB foi apresentado pela primeira vez por Rutledge[89]tem estado rodeado de confusão. Muitos cirurgiões bariátricos têm dificuldade em diferenciar o MGB do Old Mason Loop Gastric Bypass (OMLGB) ou do bypass gástrico em Y de Roux (RYGB).

A MGB é uma modificação direta dos procedimentos cirúrgicos gerais habitualmente realizados: Gastroplastia de Collis e antrectomia (gastrectomia distal/parcial) e Billroth II, [92, 93] que tem sido e continua a ser utilizada por rotina no tratamento da doença cirúrgica gástrica distal. O procedimento de antrectomia/gastrectomia distal e Billroth II é atualmente utilizado de forma rotineira por cirurgiões gerais, traumatologistas e oncológicos em todo o mundo [92, 93], não devendo ser confundido com o antigo bypass gástrico em ansa de Mason, que é equivalente a uma gastrectomia total com um Billroth II. Uma reconstrução Billroth II de uma gastrectomia total ou quase total nunca é apropriada e falha sempre, como todos os cirurgiões gerais sabem desde o início dos anos 1900. Felizmente, vários cirurgiões bariátricos perspicazes reconheceram o erro deste mal-entendido e adoptaram e relataram excelentes resultados da MGB. [94, 95] Este e outros relatórios de todo o mundo mostram que a MGB é um procedimento bariátrico eficaz, de risco relativamente baixo e de baixa falha. Para além disso, pode ser facilmente revista, convertida ou revertida.

**Restrição e/ou má absorção**

A MGB é um "procedimento combinado" na medida em que tem uma componente "restritiva" e uma componente "malabsortiva". Vários estudos de cirurgia gastro-intestinal geral demonstram que os procedimentos combinados (gastrectomia mais bypass duodenal) superam as operações apenas gástricas [96, 97]. Estudos da literatura bariátrica também demonstram que quando se comparam procedimentos malabsortivos com procedimentos restritivos, estes últimos têm sido reportados como tendo taxas mais elevadas de insucesso e recuperação de peso [29, 98]

**Anatomia do bypass mini-gástrico**

Para compreender as alterações fisiológicas da MGB, é necessário descrever os pormenores da anatomia da operação, uma vez que várias caraterísticas que são semelhantes a outros procedimentos bariátricos são, na realidade, bastante diferentes na aplicação da MGB. O MGB transforma o corpo do estômago num tubo. Em contraste com o antigo bypass gástrico em anel de Mason, a MGB é intencionalmente uma bolsa longa que separa a gastro-jejunostomia do esófago. A bolsa estreita foi concebida para eliminar a função de reservatório do estômago e, embora restritiva, não é obstrutiva. A bolsa altera a geometria do estômago para um longo tubo dobrável, que mantém cuidadosamente o seu estado contrátil e é dimensionado especialmente para não ser mais estreito do que o diâmetro do esófago para evitar interferências com a deglutição normal. O volume da bolsa não é crítico e não é feita qualquer tentativa de a tornar particularmente pequena.

Finalmente, na criação da bolsa gástrica MGB, a JEG é cuidadosamente evitada para que a bolsa proximal retenha intencionalmente 1-2 cm do fundo do estômago. Desta forma, reduz-se o risco da chamada fuga do tipo "manga mortal".

**Gastro-jejunostomia; larga ou estreita?**

Na MGB, é de salientar que o intestino não é dividido para manter o peristaltismo intestinal normal, sendo utilizada uma filosofia de "anatomia não obstrutiva" através da realização de uma gastro-jejunostomia de diâmetro não inferior ao jejunal, com a atenção de evitar tensão na linha anastomótica. A gastro-jejunostomia é fechada com agrafos ou com uma linha de sutura não inversa, mais uma vez para evitar o estreitamento ou a estenose da anastomose.

**Membro Bilio-pancreático do MGB e Billroth II**

Após uma gastrectomia, o trato gastrointestinal pode ser reconstruído com uma ligação do tipo RYGB ou BII. Muitos cirurgiões gerais, traumatologistas e oncológicos escolhem o BII em vez do RYGB como sua escolha padrão. [92, 93] O MGB usa a conexão BII em comparação com o bypass RYGB que usa o Roux-en-Y.

Embora alguns autores considerem os dois procedimentos (BGYR e BII) semelhantes em termos de eficácia e sem risco de refluxo biliar. Vários estudos sobre o MGB, incluindo 10 anos de acompanhamento, mostram que o risco de refluxo biliar é uma complicação muito rara que é facilmente gerida. Recentemente, ensaios prospectivos aleatórios controlados a curto e longo prazo sugeriram que o MGB pode ser superior ao RYGB em termos de segurança e eficácia. [85]

**O membro de Roux e o Billroth II**

A revisão dos estudos clínicos e experimentais do BII e do RYGB pode ajudar a compreender os resultados do Roux-en-Y e do MGB.[74] É óbvio que o RYGB e o BII são diferentes,[99] tanto anatómica como fisiologicamente. Embora alguns estudos tenham declarado o BGYR superior ao Billroth II, tanto o Billroth II como o Roux-en-Y são técnicas aceitáveis de reconstrução após gastrectomia subtotal; no entanto, o debate sobre qual delas é melhor permanece sem resposta.[100]

A ressecção ou o bypass de uma parte ou da totalidade do estômago provoca alterações profundas tanto no trato gastrointestinal como no doente em geral: a "síndrome pós-gastrectomia". Ensaios anteriores mostram que estes efeitos são diferentes no RYGB e no BII. A compreensão destes efeitos ajuda a explicar as diferenças registadas na Y de Roux e na MGB.

Cesar Roux descreveu a gastro-jejunostomia em Y de Roux em 1897 e o procedimento foi abandonado pouco tempo depois devido à elevada incidência de ulceração marginal e dispepsia. Em 1975, Davidson e Hersh relataram o seguimento a longo prazo de doentes após Y de Roux que apresentavam sintomas de atraso no esvaziamento do remanescente gástrico e do membro de Roux.[101]

Estes dados corroboram as observações clínicas de um grave atraso no esvaziamento gástrico em doentes submetidos a desvios em Y de Roux. [102] O esvaziamento gástrico retardado (EGD) tem sido relatado como ocorrendo em 14% a 61% dos casos. Num estudo realizado por Shimoda et al, [103] o EGD ocorreu em 5,7% dos doentes com Billroth II e em 20,4% dos doentes com BGYR. Os doentes do grupo Billroth II tiveram uma estadia hospitalar significativamente mais curta após a operação do que os do grupo RYGB.

A cirurgia gástrica pode afetar o tempo de trânsito intestinal. Um trânsito rápido está associado a diarreia e má absorção. Vários estudos mostram que o tempo de trânsito após o BGYR está diminuído e no Billroth II ocorre o oposto [104, 105].

A MGB faz intencionalmente um GJ largo. Estudos sobre o ECG "largo" Billroth II do tipo Polya mostram que é mais provável que conduza a um esvaziamento gástrico rápido. O Billroth II aumenta a velocidade do trânsito intestinal. Os estudos mostram que o RYGB tem baixas taxas de má absorção de gordura em comparação com o Billroth II, que pode ter níveis muito elevados de má absorção de gordura e esteatorréia franca.[106]

**Membro Bilio-pancreático do Bypass Mini-Gástrico**

O membro bilio-pancreático moderado (membro BP) e o Billroth II do MGB (1,5 - 2 metros) são emblemáticos do procedimento. Isto é comparado com o membro BP mais curto do RYGB (30-100cm) ou o comprimento do membro de bypass das operações do tipo BPD/SADI que contornam 3 a 6 metros de intestino delgado. Cada um dos procedimentos de "bypass" ou de má absorção, o RYGB, o MGB e a derivação bilio-pancreática (BPD) dividem o intestino de forma diferente. O BPD é o modelo para um procedimento malabsortivo e tem um membro bilio-pancreático de 350 a 600 cm. O MGB tem um membro BP de 150 - 200 cm. O membro BP no RYGB tem normalmente 75 cm ou menos.

Os comprimentos dos membros do BP são aproximadamente 75, 150-200, 350-600 cm para o RYGB, MGB e BPD, respetivamente. O canal comum nestes três procedimentos é de 500, 500-550 e 200-250 cm para o RYGB, MGB e BPD, respetivamente. Os estudos mostram que o Billroth II aumenta a má absorção de gordura à medida que o membro bilio-pancreático aumenta [106]. O RYGB tem níveis mínimos ou baixos de má absorção de gordura, enquanto o Billroth II com um membro bilio-pancreático mais longo tem níveis moderados de má absorção de gordura e o doente do tipo BPD enfrenta frequentemente uma vida inteira de sujidade fecal e fezes com mau cheiro que são debilitantes.

O membro BP moderadamente longo (150- 200cm) no MGB produz sinais e sintomas óbvios significativos de má absorção de gordura ligeira. Estudos anteriores também demonstram que o bypass intestinal por si só não afecta a má absorção de gordura até que o comprimento do bypass intestinal seja igual ou superior a 70%. Quando o Billroth II é adicionado ao bypass intestinal, a má absorção de gordura aumenta muito para um bypass muito mais curto. (106)

**Absorção/Malabsorção de gorduras e a ansa aferente de Billroth II**

Para enfatizar, grandes quantidades do intestino podem ser removidas com um impacto digestivo mínimo e Odstrcil(107) encontrou uma má absorção de gordura mínima no RYGB. No entanto, os pacientes com MGB têm níveis significativos de má absorção de gordura. Uma experiência realizada por Hermann et al pode explicar estes resultados. Os animais foram submetidos a uma gastrectomia distal com uma anastomose ante-cólica tipo Polya Billroth II, foram criadas alças aferentes com comprimentos de 30, 60 e 90 cm. Os animais com uma ansa aferente de 30 cm foram capazes de digerir e absorver a dieta gorda sem dificuldade (excreção média de gordura nas fezes de 2,4% da gordura ingerida). À medida que o comprimento da ansa aferente aumentava, a má absorção de gordura aumentava (excreção de gordura nas fezes da ansa de 60 cm 10,2%, ansa de 90 cm 28,2%). Os animais com anéis aferentes curtos não demonstraram qualquer esteatorréia significativa. À medida que o comprimento da ansa aferente aumentava, observou-se um aumento concomitante e dramático da excreção fecal de gordura. (106)

No BGYR, a reconstrução gastrointestinal não resulta em má absorção de hidratos de carbono e proteínas e apenas uma pequena quantidade de má absorção de gordura. Em contraste, a BII no MGB resulta num esvaziamento rápido e acentuado da bolsa gástrica, numa diminuição do tempo de trânsito e numa clara evidência de má absorção significativa, mas ligeira, de gorduras.

**Resposta Fisiológica à Anatomia da MGB**

As alterações anatómicas do MGB resultam numa versão melhorada da "fisiologia pós-gastrectomia" (PGP) com sintomas semelhantes aos da "Síndrome pós-gastrectomia". (108)

**"Fisiologia pós-gastrectomia" (PGP)**

A menor capacidade do estômago após a gastrectomia parcial está associada a um esvaziamento rápido, saciedade precoce, perda de peso e redução do apetite.(109) O PGP resulta em diminuição do tempo de trânsito intestinal, redução da secreção ácida, diminuição da ingestão calórica, diminuição do apetite, inchaço e menor tempo de trânsito intestinal. A má absorção moderada de gordura com o MGB resulta em inchaço, perda de apetite, dor abdominal e náuseas em resposta a um excesso moderado de ingestão de refeições gordurosas. Com a ingestão excessiva de refeições gordurosas, a má absorção de gorduras ligeira pode levar a fezes gordurosas (esteatorreia), diarreia e perda de peso. A esteatorreia é mais comum com uma ansa aferente longa, quando os alimentos gordos são menos bem absorvidos. A esteatorréia e a diarréia são mais comuns após a vagotomia.

**Síndrome de dumping**

A síndrome de dumping é uma complicação frequente da cirurgia esofágica, gástrica ou bariátrica. Ocorre um esvaziamento gástrico rápido, com a entrega ao intestino delgado de uma proporção significativa de alimentos sólidos sob a forma de grandes porções difíceis de digerir. Isto faz com que o excesso de líquido intravascular se desloque para o lúmen intestinal, o que resulta em sintomas cardiovasculares, libertação de várias hormonas gastrointestinais e pancreáticas e hipoglicemia pós-prandial tardia.[110]

**Despejo antecipado**

O dumping precoce provoca sintomas 30 a 60 minutos após uma refeição. Os sintomas são simultaneamente gastrointestinais e vasomotores e incluem fadiga, desmaios, síncope, palpitações, dores de cabeça, rubor epigástrico, náuseas, vómitos, diarreia, cólicas abdominais e borborigmos (sons abdominais).

**Despejo tardio**

O dumping tardio ocorre entre uma e três horas após uma refeição. Os sintomas são o resultado de uma hipoglicemia reactiva. Os sintomas incluem suores, tremores, fome, dificuldade de concentração e até redução do nível de consciência.

**Intolerância alimentar**

A história da cirurgia geral inclui uma extensa descrição da "síndrome pós-gastrectomia". A experiência do doente com MGB e os sintomas da Fisiologia Pós Gastrectomia são semelhantes. A MGB resulta numa intolerância acentuada a doces, açúcar e hidratos de carbono simples. Os doentes são intolerantes a grandes quantidades de alimentos e a refeições ricas em gordura. Estas caraterísticas estão relacionadas com o potencial de síndrome de dumping precoce ou tardio. O que leva os doentes a evitarem ingestões elevadas de açúcar ou a ingerirem grandes quantidades de alimentos em bólus.

**Modificação da dieta Tolerância alimentar**

Idealmente, os doentes devem adotar uma dieta saudável com uma ingestão elevada de frutas e legumes frescos. A fisiologia pós-BMG, tal como o "síndroma pós-gastrectomia", tolera facilmente a ingestão moderada de alimentos frescos, vegetais e cereais integrais. Um dos efeitos da MGB é a aplicação de uma "dieta mediterrânica" no pós-operatório. Os doentes que são intolerantes a doces e gorduras descobrem que os frutos e legumes frescos, os cereais integrais, os lacticínios fermentados e a carne magra e o peixe são bem tolerados. Devido à pequena bolsa gástrica (30cc) e à junta gástrica apertada, os alimentos com alto teor de fibra são frequentemente muito difíceis de tolerar pelos doentes com BGYR. [111]

**Má absorção de gorduras**

A gordura e o açúcar são os principais factores que contribuem para a obesidade e a diabetes. A MGB e o seu PGP resultam numa intolerância marcada à gordura, ao açúcar, aos doces e aos hidratos de carbono. Os doentes com MGB têm sintomas moderados de má absorção de gorduras com movimentos intestinais mais frequentes, intolerância ligeira a alimentos gordos e esteatorreia (gordura visível nas fezes), especialmente em resposta a uma refeição gordurosa.

A utilização do membro bilio-pancreático de 1,5 - 2 metros é uma das duas caraterísticas críticas do MGB. Tanto o RYGB como o MGB têm uma bolsa gástrica e contornam o duodeno. Os doentes com MGB têm uma intolerância significativa a alimentos gordos, com esteatorreia, gases, inchaço e movimentos intestinais frequentes em resposta a um desafio alimentar gorduroso. Em contraste, o RYGB tem sido estudado para determinar a contribuição da má absorção de gordura. Os estudos mostraram que mesmo os "membros longos" do RYGB tinham uma má absorção de gordura mínima.[107]

A MGB resulta em grandes reduções na ingestão de alimentos gordurosos e no aparecimento de novos efeitos secundários ao desafio de alimentos gordurosos. O número médio de movimentos intestinais por dia para a MGB passa de 0,5 no pré-operatório para 2,5 no pós-operatório.

**Resolução da esofagite de refluxo ácido/biliar**

A doença do refluxo gastroesofágico (DRGE) é comum na obesidade e pode estar aumentada com um novo início após a Sleeve e a Banda. A fisiologia não obstrutiva do MGB resulta num rápido esvaziamento gástrico que limpa a bílis do estômago e na série de Rutledge a taxa de resolução da DRGE é de 81%.[87]

**Dilatação mínima a longo prazo da bolsa gástrica, dos membros aferentes e eferentes**

Vários estudos sobre a MGB [85] demonstram uma durabilidade muito elevada com baixos níveis de reganho de peso. Os estudos também demonstram que o seguimento de mais de 10 anos mostra níveis mínimos de dilatação do saco gástrico e dos membros aferentes e eferentes do Billroth II. Este facto remete novamente para a natureza não obstrutiva do desenho anatómico do MGB. Kular et al[94] seguem os seus doentes com estudos de contraste GI superior de rotina e a avaliação a longo prazo mostra uma dilatação mínima a longo prazo da bolsa e do intestino. A ausência de dilatação está relacionada com o facto de o desenho do MGB ser não obstrutivo.

**Banda gástrica ajustável por laparoscopia (LAGB)**

A banda gástrica (Figura 13) é o menos invasivo dos procedimentos cirúrgicos bariátricos puramente restritivos. Consiste numa pequena bolsa e num pequeno estoma criado por uma banda no alto do estômago. O estômago não é cortado ou esmagado por agrafos, e não é feita qualquer anastomose. O conceito de banda gástrica ajustável foi criado pelos investigadores cirúrgicos austríacos G. Szinicz e G. Schnapka em 1982. Eles utilizaram um balão na superfície interna do elastómero de silicone, ligado a uma porta subcutânea para alterar o espaço dentro da banda. Esta ideia foi adaptada para uso clínico por Lubomyr Kuzmak, um cirurgião ucraniano que trabalha nos EUA desde junho de 1986. Ele verificou que, em comparação com a banda de silicone não ajustável, os pacientes obtinham melhores resultados, perdendo mais peso com menos complicações.[112]

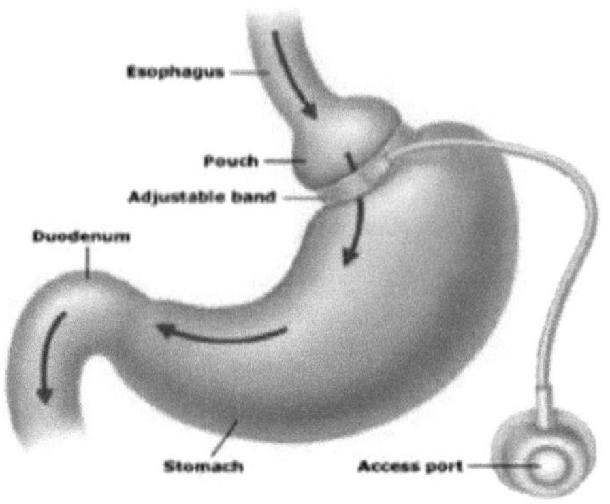


**Figura 13:** Banda gástrica ajustável(113)

A banda gástrica ajustável de silicone foi então modificada para colocação laparoscópica através da criação de um mecanismo de auto-bloqueio. Atualmente, existem pelo menos seis versões da banda gástrica ajustável laparoscópica disponíveis no mercado. Os principais atractivos para a sua rápida popularidade são a segurança (procedimento bariátrico mais seguro), a possibilidade de ajuste e a reversibilidade por via laparoscópica, se necessário.(114)

**viii. Plicação gástrica laparoscópica:**

A plicatura laparoscópica da grande curvatura (LGCP) ou plicatura gástrica é uma técnica relativamente nova. A plicatura gástrica foi inicialmente introduzida em 2006 pelo Dr. Talebpour no Irão (Figura 14). Operando em hospitais privados em todo o país com equipamento escasso, o Dr. Talebpour procurou desenvolver uma nova operação para imitar os resultados bem estabelecidos da Gastrectomia em Manga Laparoscópica, sem a necessidade de utilizar equipamento dispendioso, como agrafadores endoscópicos, que eram difíceis de obter. A sua ideia foi a LGCP, que começou por designar por Plicatura Gástrica Vertical Total, inicialmente testada em modelos animais (especialmente em ovelhas) e, posteriormente, aplicada aos seus doentes voluntários. Os primeiros resultados foram publicados em 2006, e em 2007 foi publicada uma série de 100 pacientes consecutivos, colocando com sucesso a LGCP no mapa e adicionando-a ao armamento para o tratamento da Obesidade Mórbida.(115)

No LGCP, a curva maior do estômago é suturada verticalmente em linhas para reduzir o seu volume e propriedade expansível. Isto permite que os doentes obesos consumam menos alimentos com saciedade precoce, à semelhança de outros procedimentos restritivos como a gastrectomia em manga e a banda gástrica.(116)

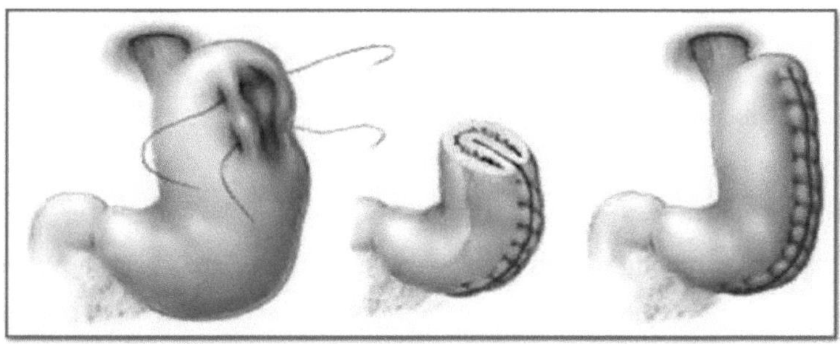

**Figura 14:** Plicatura gástrica[117]

# Mecanismos de ação das operações gastrointestinais sobre Metabolismo da glicose

O exame dos mecanismos pelos quais a cirurgia pode melhorar a diabetes pode ajudar a compreender a fisiologia e a fisiopatologia da diabetes e informar a escolha do procedimento cirúrgico para o tratamento da DM2, bem como a conceção de novas operações, dispositivos e terapias farmacêuticas. A fisiopatologia da DMT2 é caracterizada por uma combinação de resistência à insulina e secreção inadequada de insulina; os tratamentos com intenção curativa teriam de abordar ambos os defeitos. Os procedimentos de bypass gastrointestinal (GI) podem melhorar tanto a sensibilidade à insulina como a produção de insulina, sugerindo que as intervenções no trato GI representam uma abordagem racional e fisiológica para o tratamento da diabetes. Em particular, o bypass gástrico restaura a resposta à insulina na primeira fase e resulta em hiper-secreção de peptídeo C e insulina após a ingestão de nutrientes, sugerindo um aprimoramento da função das células beta. O aumento da massa de células beta também tem sido uma hipótese após relatos de nesidioblastose complicando o BGYR, observações de aumento dos níveis de homeobox 1 (PDX1) pancreático e duodenal e prevenção da perda de células beta após bypass duodenal-jejunal experimental em roedores, e aumento da massa de células beta após BGYR em porcos.[42]

## a) Papel das hormonas intestinais

### i. Grelina

A grelina é uma hormona sintetizada principalmente pelo antro e fundo gástricos e está envolvida na regulação da fome e da homeostase da glicose.[118] Com a GS, RYGB e BPD-duodenal switch (que inclui uma SG), as células sintetizadoras de grelina do fundo gástrico são ressecadas ou excluídas do contacto com os nutrientes, enquanto o fundo permanece intacto após a BPD tradicional (procedimento de Scopinaro) e a banda gástrica ajustável laparoscópica (LAGB). Os níveis de grelina diminuem ao máximo após a SG. Após RYGB e

BPD, os níveis de grelina tendem a diminuir, mas as mudanças não são tão consistentes como após SG. Em contraste com os efeitos de outras operações , os níveis de grelina são mais frequentemente aumentados após LAGB.[(42)]

**ii. Péptido YY (PYY)**

O PYY é um composto de 36 aminoácidos libertado pelas células endócrinas do tipo L no intestino delgado. Existe em duas formas: PYY1-36 (total) e PYY3-36 (ativo), sendo esta última a forma circulante mais comum.[(119)] O PYY actua no núcleo arqueado inibindo o apetite e promovendo a perda de peso. Fisiologicamente, os níveis de PYY aumentam imediatamente após as refeições - uma resposta que é diminuída em pacientes obesos. Após procedimentos de desvio (ou seja, RYGB, BPD) e, em certa medida, após a gastrectomia em manga, a resposta pós-prandial do PYY aumenta, possivelmente contribuindo para a saciedade precoce e para a restrição global da ingestão de alimentos.[(120)]

**iii. Glucagon-Like Peptide 1 (GLP1)**

O GLP1 é uma hormona incretina libertada juntamente com o GLP 2, a oxintomodulina e o PYY pelas células L intestinais, que são mais comuns no íleo e no cólon. O GLP-1 potencia a secreção de insulina estimulada pela glicose, inibe a libertação de glucagon e suprime o esvaziamento gástrico ("travão ileal").[(121)] Após procedimentos de bypass gastrointestinal e gastrectomia em manga, observa-se um aumento pós-prandial do GLP1 quase imediatamente após a cirurgia e este efeito mantém-se ao longo do tempo, ao passo que não se observam alterações no GLP-1 plasmático após LAGB.[(122)] Dado o papel do GLP-1 no controlo da secreção de insulina, bem como no esvaziamento gástrico e na ingestão de energia, as alterações na resposta do GLP-1 poderiam plausivelmente desempenhar um papel tanto na redução de peso como na melhoria da hiperglicemia após RYGB e SG.[(42)]

O mecanismo exato que causa esta alteração nas concentrações de GLP1 não é claro. Foram sugeridas duas hipóteses. A hipótese do intestino grosso", defende que uma apresentação mais rápida dos nutrientes ao intestino distal devido ao atalho anatómico imposto pelos procedimentos de bypass gastrointestinal pode aumentar a secreção de GLP-1 pelas células L locais.[(123)] A hipótese do intestino posterior é muitas vezes apresentada como alternativa à hipótese do intestino anterior ou do intestino proximal, que postula que a exclusão do duodeno e do jejuno proximal pode impedir a secreção de um sinal putativo que promove a resistência à insulina e a diabetes tipo 2.[(124, 125)] É provável que os dois mecanismos (melhoria da fisiologia do intestino distal e redução dos sinais proximais do intestino excluído) não sejam mutuamente exclusivos.

A "hipótese do intestino posterior", no entanto, foi recentemente posta em causa por uma série de observações. Em primeiro lugar, a hipótese não explicaria o facto de ocorrerem alterações semelhantes na resposta pós-prandial do GLP-1 após a gastrectomia em manga sem atalho para os nutrientes. Experiências recentes em roedores mostram, de facto, que o bypass duodenal isolado sem restrição gástrica/resecção do bypass duodenjejunal (DJB) não causa o mesmo aumento pós-prandial de GLP-1 observado após o RYGB ou a gastrectomia em manga, sugerindo que as alterações no GLP-1 observadas após estas últimas operações podem estar relacionadas com a perturbação da fase gástrica fisiológica da passagem de nutrientes e não com o bypass do intestino delgado.[126] Além disso, as evidências de estudos em humanos e animais mostram que o bloqueio da ação do GLP-1 reduz apenas modestamente o efeito da cirurgia na tolerância à glicose e no controlo da diabetes. De facto, o efeito do BGYR no metabolismo da glicose não é substancialmente reduzido em modelos genéticos de ratos com secreção atenuada de GLP-1, em ratos deficientes em receptores de GLP-1 e após a administração do antagonista do recetor de GLP-1 exendin-9,39 em seres humanos. Em conjunto, estes resultados questionam a hipótese do intestino posterior como o mecanismo primário para a melhoria da diabetes após a cirurgia.[127, 128]

**iv. Leptina**

A leptina é principalmente uma hormona derivada dos adipócitos, mas também é produzida pelo estômago. Os níveis de leptina em circulação contribuem para a regulação do apetite e da homeostase energética. O papel da leptina gástrica, no entanto, tem permanecido pouco claro. Um estudo recente realizado em roedores sugere que a leptina endoluminal poderia ativar uma resposta neuroendócrina através do recetor de leptina jejunal e da fosfoinositídeo 3-quinase (PI3K) para baixar os níveis de glicose. De facto, verificou-se que a ativação reforçada desta sinalização da leptina jejunal desempenha um papel no rápido efeito antidiabético do BDJ.[129]

## b) Papel dos ácidos biliares (BAs)

O papel dos BAs na fisiologia não se limita à sua contribuição para a digestão/absorção de nutrientes. De facto, os BAs têm também atividade hormonal; através da interação com receptores específicos, contribuem para a regulação de várias vias metabólicas. Os BAs actuam através dos receptores do recetor X farnesóide (FXR), que por sua vez regulam o metabolismo dos lípidos e da glicose. Através destes receptores no tecido adiposo castanho, os BAs podem também atenuar a obesidade induzida pela dieta. Os BAs podem também ativar o recetor Takeda acoplado à proteína G (TGR5), através do qual podem influenciar a sensibilidade à insulina. Os receptores TGR5 também estão presentes nas células L do intestino distal.[130]

Os procedimentos que envolvem a exclusão do intestino proximal alteram a mistura fisiológica de bílis e nutrientes, levando à apresentação de ácidos biliares não diluídos ao intestino distal. Isto pode resultar num aumento dos níveis circulantes de BAs e também estimular as células L locais através do TGR5, possivelmente contribuindo para uma melhor resposta do GLP-1. Os níveis séricos de BAs aumentam após o BGYR. Um aumento dos níveis de ácidos biliares, no entanto, também é observado após a gastrectomia em manga e experiências recentes implicam a sinalização ácido biliar-FXR na melhoria da homeostase da glucose após SG.[131]

### c) Papel da flora intestinal (microbiota)

A flora intestinal contribui para o metabolismo dos hidratos de carbono e para a produção de energia. Os indivíduos obesos têm uma flora intestinal diferente da dos indivíduos magros. Em particular, o rácio entre Firmicutes e Bacteroidetes é elevado nos indivíduos obesos. Após o bypass gástrico, o grupo das Firmicutes diminui, enquanto os Bacteroides aumentam 3 e 6 meses após a cirurgia.[132] Num interessante estudo em animais realizado por Kaplan e colegas,[133] o RYGB levou a um aumento rápido e sustentado da abundância relativa de certos micróbios (Escherichia e Akkermansia) em todo o trato gastrointestinal, independentemente da perda de peso e da restrição calórica. A transferência destes organismos para ratinhos sem germes não operados conduziu a uma diminuição do peso e da massa gorda corporal. Em conjunto, estes resultados demonstram que a cirurgia gastrointestinal pode alterar drasticamente a composição do microbiota intestinal, que pode desempenhar um papel na melhoria do metabolismo.[42]

### d) Papel das alterações no metabolismo intestinal da glucose e Deteção de nutrientes

A deteção de lípidos e de glucose no jejuno pode ativar uma resposta intestino-cérebro-fígado que reduz a produção hepática de glucose, exercendo assim um efeito de redução da glucose. Este mecanismo não necessita de insulina e é reforçado após a dieta de DJB. O aumento da deteção de nutrientes parece desempenhar um papel na rápida melhoria da hiperglicemia em modelos de roedores deficientes em insulina após a BDJ.[134] Um estudo recente em roedores também implicou a reprogramação do metabolismo intestinal da glucose nos efeitos de redução da glucose do RYGB. Em particular, observa-se um aumento do metabolismo da glucose no membro de Roux de roedores submetidos a BGYR.(135)

## e) Anatomia cirúrgica e efeito anti-diabetes

Embora todos os procedimentos resultem num grau variável de melhoria da DMT2, a meta-análise de estudos observacionais e os resultados de ensaios clínicos aleatórios sugerem que os procedimentos que envolvem o redireccionamento intestinal, como a DBP e o BGYR, têm o maior efeito na diabetes[136] e que o bypass intestinal mais longo (como na DBP) está associado a maiores taxas de remissão da hiperglicemia.[137] Estudos efectuados em roedores mostram também que, embora tanto os mecanismos gástricos como os intestinais possam contribuir para a melhoria da tolerância à glicose, os mecanismos intestinais parecem desempenhar um papel importante na melhoria da tolerância à glicose.[126]

## f) A teoria da anti-Incretina

Esta teoria fornece um modelo teórico coerente que poderia explicar as observações da resposta fisiológica à ingestão de nutrientes, bem como os efeitos da cirurgia de bypass gastrointestinal. De acordo com a teoria das anti-incretinas, a passagem dos nutrientes através do trato gastrointestinal ativa fisiologicamente mecanismos de feedback negativo (anti-incretinas) para equilibrar os efeitos a curto e longo prazo das incretinas (GLP-1, GIP), prevenindo assim a hiperinsulinemia pós-prandial, a hipoglicemia e as perturbações proliferativas das células beta. Um excesso de sinais anti-incretina, possivelmente estimulado pela composição específica de macronutrientes da dieta moderna ou por aditivos químicos, poderia causar resistência à insulina, redução da secreção de insulina e depleção das células β, levando à DM2. Por outro lado, a redução dos estímulos nutricionais no intestino através da exclusão de grandes porções da parte superior do intestino delgado do trânsito de nutrientes (ou seja, RYGB, bypass duodenal-jejunal, desvio biliopancreático) poderia reduzir o excesso de anti-incretina e restaurar o equilíbrio adequado entre incretinas e anti-incretinas, explicando assim a melhoria e a remissão da DM2 ("hipótese do intestino anterior" ou "hipótese do intestino proximal").[118]

A teoria anti-incretina pode explicar o controlo superior da diabetes por procedimentos de desvio, mas também a eficácia de procedimentos que não incluem a exclusão duodenal como, por exemplo, a gastrectomia em manga. De facto, qualquer redução da estimulação alimentar no trato gastrointestinal proximal, quer seja devido a dieta, restrição gástrica mecânica (banda), exclusão anatómica (i.e. RYGB, BPD, DJB) ou trânsito acelerado (i.e. gastrectomia em manga) pode reduzir a produção de sinais anti-incretina (diabetogénicos), melhorando assim a homeostase da glicose. A teoria da anti-incretina necessita de uma verificação experimental mais aprofundada; no entanto, vários estudos recentes fornecem provas preliminares de apoio. Por exemplo, num estudo realizado por Salinari e colaboradores, os extractos de proteínas do duodeno e/ou do jejuno de roedores diabéticos e de seres humanos induziram resistência à insulina em ensaios baseados em células e em ratos normais. Esta observação apoia a hipótese de que o intestino delgado proximal de indivíduos com diabetes de tipo 2 pode produzir factores diabetogénicos, o que é consistente com uma das previsões feitas pela teoria da anti-incretina.[138]

# OBJECTIVO DO TRABALHO

O objetivo deste trabalho foi investigar o papel do bypass mini-gástrico laparoscópico no controlo da diabetes mellitus tipo 2 em doentes obesos.

# PACIENTES

O estudo foi efectuado em 30 doentes adultos consecutivos com DM2 não controlada (com dieta, exercício e terapia oral adequada), admitidos na Unidade de Cabeça e Pescoço e Endócrina (HNE), Departamento de Cirurgia, Faculdade de Medicina, Hospital Universitário Principal de Alexandria.

## A. Critérios de elegibilidade:

1. Diagnóstico e classificação da DMT2 de acordo com a definição da Associação Americana de Diabetes (ADA)[139].

i. HbA1c $\geq$ 6,5%. OU

ii. FPG $\geq$126 mg/dL O jejum é definido como a ausência de ingestão calórica durante pelo menos 8 h. OU iii. Glicose plasmática de 2 horas $\geq$ 200mg/dL durante um OGTT. O teste deve ser

realizada como descrito pela OMS, utilizando uma carga de glucose que contém o equivalente a 75 g de glucose dissolvida em água. OU

iv. Uma glicose plasmática aleatória $\geq$ 200 mg/dL num doente com sintomas clássicos de hiperglicemia ou crise hiperglicémica.

2. Idade: 25-60 anos.

3. Doentes com diabetes não controlada após a adoção de modificações no estilo de vida e de uma terapia oral adequada.

## B. Critérios de exclusão:

i. Doentes com DMT2 controlada com dieta, exercício e terapia oral.

ii. Doentes com perturbações alimentares.

iii. Doentes não aptos para anestesia geral.

iv. Doentes com infeção sistémica aguda grave.

v. Doenças endócrinas e úlcera péptica.

vi. Doentes com T4 livre, TSH e cortisol matinal anormais.

**C. Foi obtido um consentimento informado por escrito de todos os doentes incluídos no estudo.**

# MÉTODOS

## 1. Avaliação pré-operatória

A avaliação incluiu:

## A. Registo completo do historial.

## B. Exame físico:

i. Sinais vitais e medição da tensão arterial.

ii. O cálculo do $BMI\ (kg/m^2) = \frac{\text{weight in kg}}{(\text{hight in meter})^2}$.

iii. Perímetro da cintura: medido no ponto médio aproximado entre a margem inferior da última costela palpável e a parte superior da crista ilíaca.[140]

iv. Rácio cintura-quadril: é o rácio entre o perímetro da cintura e o perímetro das ancas (o perímetro das ancas é medido à volta da parte mais larga das nádegas, com a fita paralela ao chão).[140]

## C. Investigações:

### 1) Investigações laboratoriais:

i. A colheita de sangue para análises laboratoriais pré-operatórias incluiu: HbA1c, FPG, perfil lipídico [triglicéridos (TG), lipoproteína de alta densidade (HDL), lipoproteína de baixa densidade (LDL) e colesterol], ácido úrico, teste de função hepática (LFT) [ALT, AST e albumina] e teste de função renal (RFT) [ureia sérica e creatinina], T4, TSH, níveis séricos de cortisol matinal e prolactina.

ii. Cálcio, magnésio, ferritina, hormona paratiroideia (PTH), sódio e potássio.

iii. Nível sérico de GPL-1. O GLP-1 pós-prandial (após uma hora de desafio com uma refeição líquida mista padrão) foi medido com um radioimunoensaio disponível no mercado [Glucagon-like peptide (total) RIA Kit; Millipore, Billerica, MA, EUA] de acordo com as instruções fornecidas pelo fabricante.

### 2) Imagiologia:

i. Radiografia do tórax.

ii. Ecografia abdominal pélvica (US). Para determinar o tamanho do fígado e do baço e a presença de cálculos na vesícula biliar.

**3) Endoscopia digestiva alta:** Para excluir quaisquer lesões do trato gastrointestinal superior.

# Definições

A hipertensão arterial foi definida como uma pressão arterial sistólica ≥140 mmHg e/ou uma pressão arterial diastólica ≥90 mmHg, ou a toma crónica de medicamentos anti-hipertensores.

A dislipidemia foi definida como uma concentração sérica de triglicéridos ≥100 mg/dl, a hipercolesterolemia como um colesterol total sérico ≥200 mg/dl. [6, 141]

A diabetes foi considerada remediada quando os valores de glicose sérica eram <110 mg/dl e a HbA1c ≤6 %, em dieta livre e sem terapêutica médica antidiabética, controlada quando, nas mesmas condições, a HbA1c era ≤7,0 %, e melhorada quando a HbA1c pré-operatória era reduzida de forma constante em pelo menos 1 % com menos terapêutica antidiabética.(142)

### D. Profilaxia da TVP pré-operatória:

Clexane® (Enoxaparina sódica: heparina de baixo peso molecular (HBPM)): 40 mg (4000 UI) de injeção subcutânea 12 horas antes da cirurgia.

## II. Técnica operatória

Sob anestesia geral, o procedimento LMGB foi realizado pela mesma equipa cirúrgica de acordo com a técnica do Dr. Robert Rutledge.(143) O mini bypass gástrico envolve a confeção de um tubo longo e estreito do estômago ao longo da sua borda direita na curvatura menor (foi criada uma janela para entrar no saco menor entre o nervo vago e a curvatura menor apenas proximal ao antro, através da janela criada, um Endo-GIA de 45 mm foi passado horizontalmente e depois verticalmente para o eixo do estômago e disparado, criando um tubo gástrico, para cima até ao ângulo de His; sob a orientação de uma sonda nasogástrica de 36 Fr e sem divisão dos vasos gástricos curtos na curvatura menor) com uma gastroenterostomia terminolateral (a ansa do intestino delgado é trazida para cima e ligada a este tubo) a cerca de 200 cm distal ao ligamento de Treitz (Figura 15). É considerado um procedimento simples que pode ser facilmente revertido ou revisto.(89)

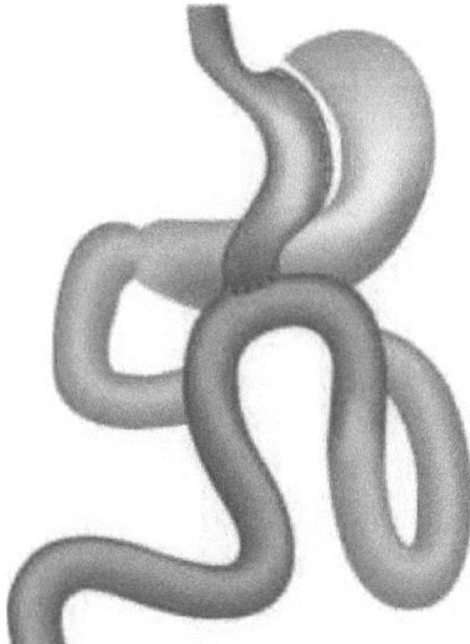

**Figura 15.** O bypass mini-gástrico. Estômago na curvatura menor dividido abaixo do pé de galinha, e depois dividido verticalmente contra um bougie de 36 Fr. Gastrojejunostomia realizada 200 cm distal ao ligamento de Treitz.(144)

Foi aplicada uma ligadura intra-operatória nas extremidades inferiores para minimizar o risco de tromboembolismo. Clexane foi administrado no pré-operatório e continuado no pós-operatório, conforme indicado.

## Detalhes técnicos na realização do bypass mini-gástrico

### 1. Posicionamento do paciente

O doente é colocado na mesa de operações, que está inclinada para o máximo de Trendelenburg invertido. Isto requer uma imobilização segura do doente. A equipa deve testar lentamente esta posição antes de cobrir o doente, para confirmar a segurança do posicionamento (Figura 16) e a estabilidade dos sinais vitais com o cirurgião de pé entre as pernas do doente (Figura 17).

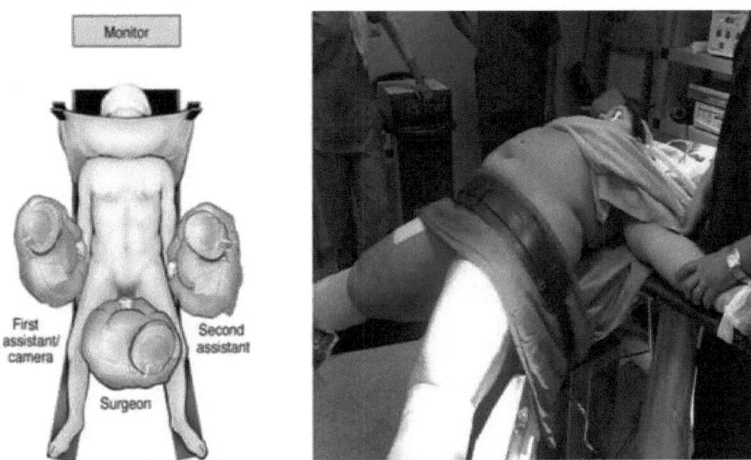


**Figura 16:** Disposição do bloco operatório **Figura 17:** Posicionamento do doente durante a cirurgia

### 2. Portos

São colocadas cinco portas em forma de "diamante" na parte superior do abdómen (Figuras 18 e 19):

a) Porta da câmara de 12 mm na linha média, cerca de dois centímetros abaixo do xifo esternal (ignorando a localização do umbigo).

b) Porta de 12 mm entre a linha médio-clavicular direita e a linha axilar anterior, 2 a 3 dedos abaixo do rebordo costal direito.

c) Porta de 12 mm na linha média (porta de trabalho da mão esquerda do cirurgião), 2-3 dedos abaixo do xifo esternal.

d) A porta de 12 mm na linha médio-clavicular esquerda, dois a três dedos abaixo do rebordo costal esquerdo do doente, é a porta de trabalho da mão direita do cirurgião.

e) Porta auxiliar de 5 mm na linha axilar anterior esquerda, 2 a 3 dedos abaixo do rebordo costal esquerdo.

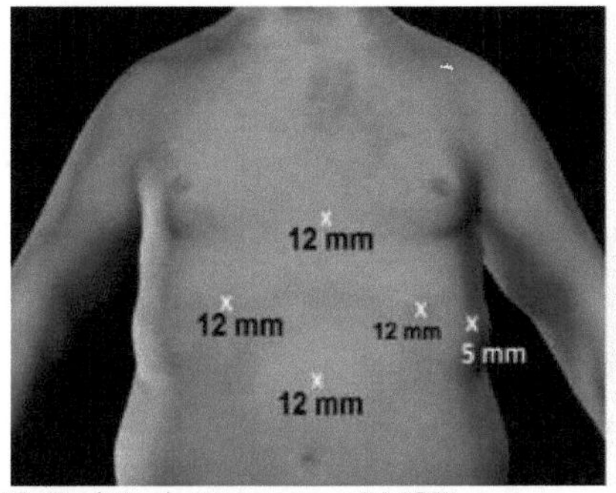

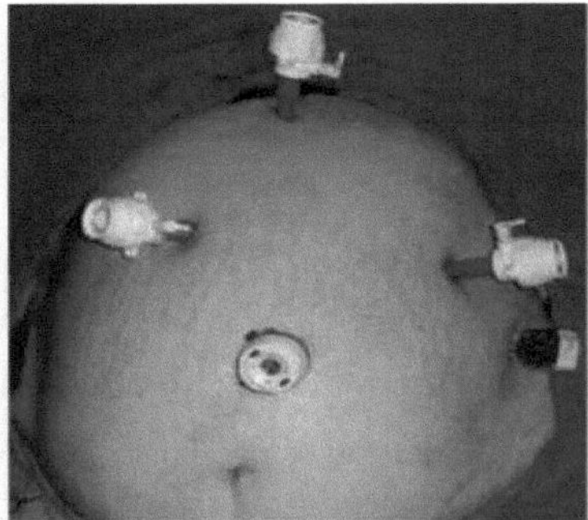

**Figura 18:** Posição do trocarte para LMGB

## 3. Construção do tubo gástrico

O objetivo deste passo é eliminar a função de reservatório do estômago e convertê-lo numa extensão não obstrutiva do esófago. O mesentério no pé de galinha (a junção entre o antro e o corpo) na curvatura menor é dissecado por 3-5 cm, fazendo uma janela para o saco menor, limpando o estômago para a serosa gástrica em preparação para a gastrojejunostomia posterior. O primeiro disparo de agrafos é fundamental para a criação da bolsa gástrica. A partir da porta epigástrica, angulada para baixo e em direção ao quadrante inferior esquerdo, um agrafador de 45 mm é disparado perpendicularmente à curvatura menor.(144)O MGB necessita de ter uma bolsa gástrica muito longa e não obstrutiva. O primeiro disparo do grampeador é crítico; ele precisa ser perpendicular à curvatura menor e bem abaixo da curvatura menor para criar uma bolsa longa, mantendo o fluxo diário de bile bem longe do esôfago. Utilizando a porta de trabalho da mão esquerda ou a porta do lado direito do doente, é disparado um segundo agrafador. Onde o primeiro agrafador foi disparado de superior para inferior perpendicularmente à curvatura menor horizontal do estômago, este próximo disparo começa a virar a linha de agrafos para correr agora paralelamente (não perpendicularmente) à curvatura menor no antro proximal.(144)

Um bougie é avançado sob visão direta. O cirurgião mantém a atenção no quadrante superior esquerdo para informar o anestesista se detetar algum problema. Da mesma forma, o anestesiologista descreverá continuamente a distância que o bougie avançou à medida que ele prossegue. Então, através da porta subcostal esquerda do paciente (mão direita do cirurgião trabalhando) e paralelamente à curvatura menor, o grampeador de 60 mm é repetidamente aplicado bem lateral à junção EG para alcançar o topo do estômago.(144)

No MGB, a junção gastroesofágica (GEJ) é explicitamente evitada e não dissecada. Quanto ao uso do bougie no MGB, cuidado com a tentativa de obter maior perda de peso pelo erro de aplicar o grampeador firmemente ao bougie. A tensão junto ao bougie à medida que este se fecha pode levar a uma linha de agrafos insegura ao longo do tubo e à temida complicação de fuga. Assim, com atenção ao manuseamento meticuloso do tecido, uma bolsa relativamente estreita, mas nunca uma bolsa apertada.[(144)]

O objetivo da bolsa gástrica no MGB é remover a função de reservatório do estômago e convertê-lo num tubo puramente de transporte, ou seja, converter o estômago numa extensão não obstruída do esófago, onde os alimentos não ficam num reservatório mas são despejados no lúmen do jejuno.[(144)]

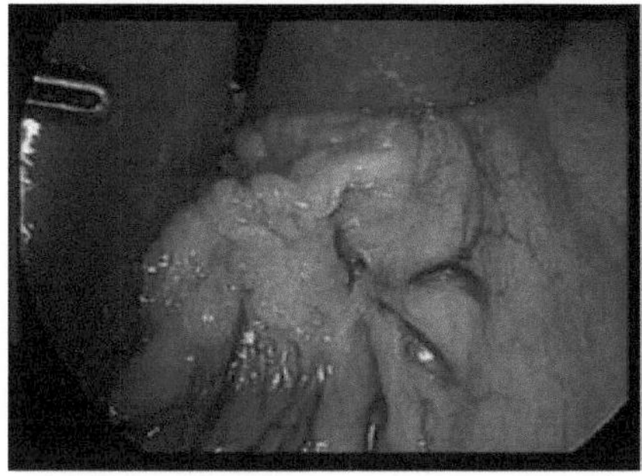
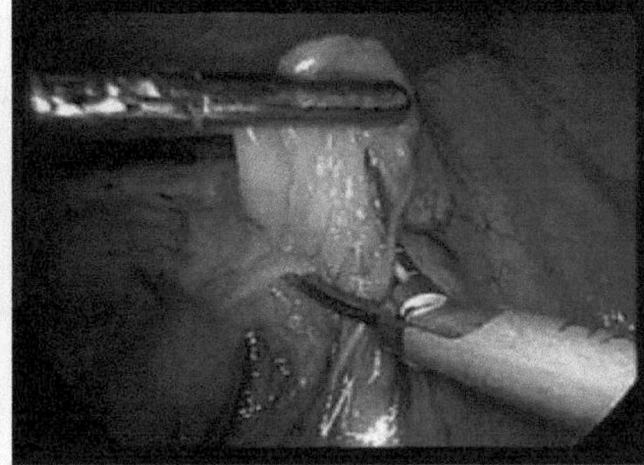

**Figura 19:** O mesentério no pé de galinha
**Figura 20:** A curvatura menor do estômago foi esqueletizada na junção do corpo e do antro do estômago

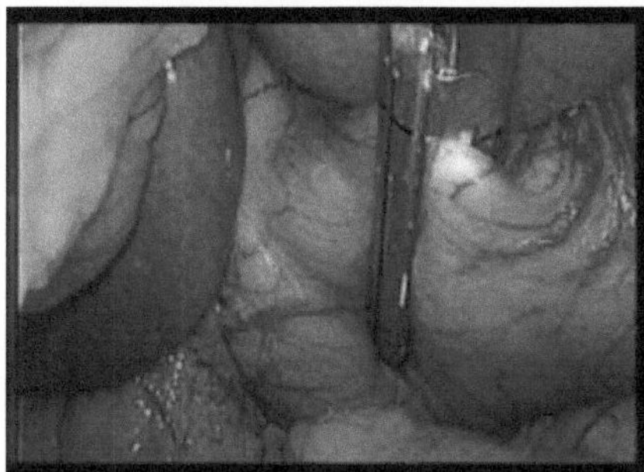
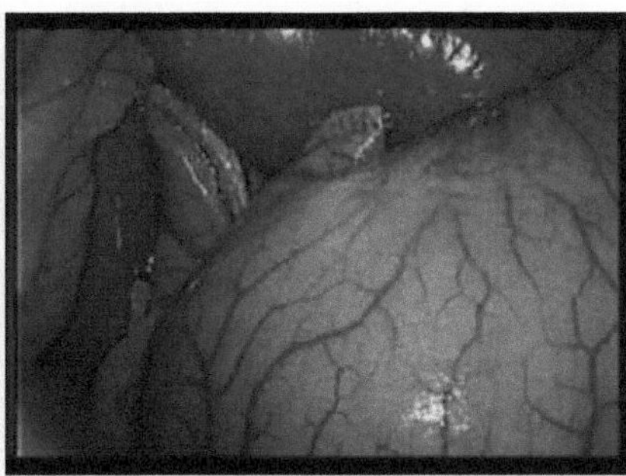

**Figure 21:** O primeiro agrafador está no lugar. O ângulo do agrafador entra pelo canto superior esquerdo do ecrã e passa diagonalmente em direção à parte inferior direita do ecrã, perpendicularmente à curvatura menor.
**Figure 22:** O primeiro agrafador foi disparado. Isto cria a nova base da bolsa gástrica e será o local da gastrojejunostomia. O agrafador é passado através da porta epigástrica média

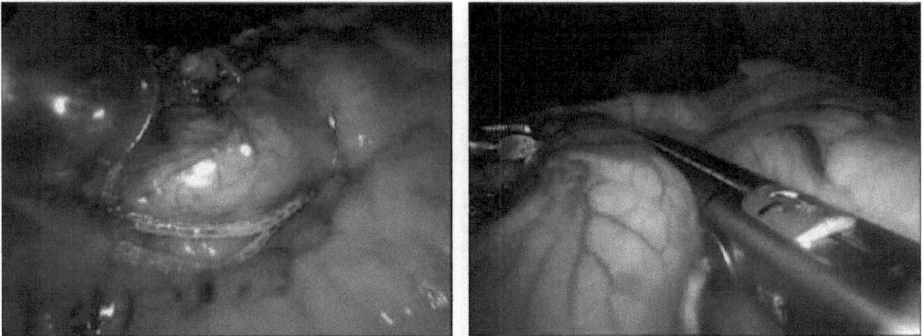

**Figura 23:** O agrafador é movido para a esquerda do doente, paralelamente à curvatura menor, em direção à GEJ.

**Figura 24:** Criação de uma bolsa, o estômago é uma porta médio-clavicular, disparada (repetidamente) dividido completamente.

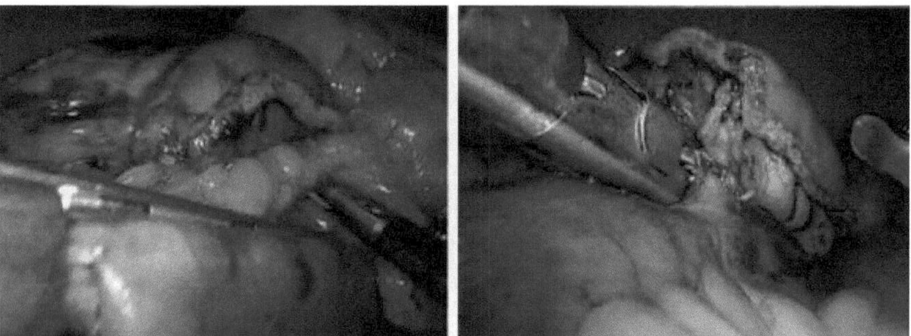

**Figura 25:** O intestino é conduzido a uma distância de 2 m distal ao ligamento de Treitz e a ansa é trazida para cima ao longo da calha esquerda até à ponta da bolsa gástrica. Nunca é necessário dividir o omento.

**Figura 26:** A gastrotomia e a enterotomia são desenvolvidas e uma gastrojejunostomia é criada.

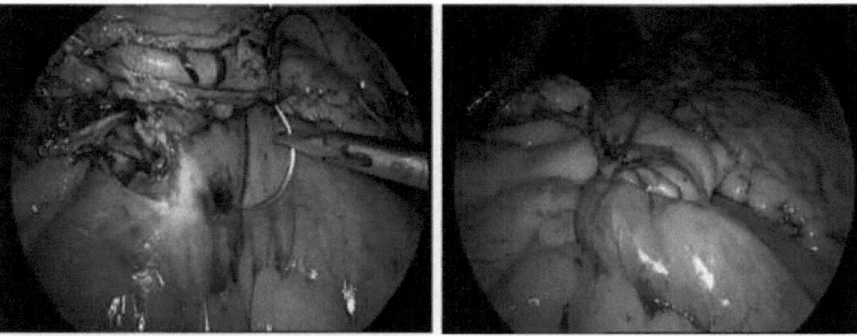

**Figura 27:** A GJ é fechada com costura à mão

**Figura 28:** Os pontos da MGB concluídos.

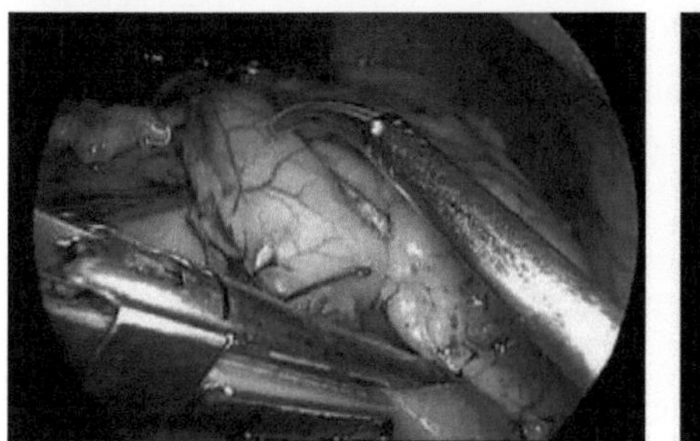

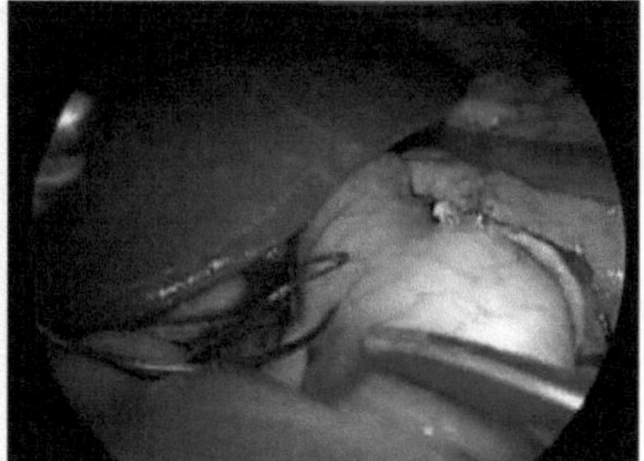

**Figura 29:** Realização do teste de fuga de ar comprimindo as alças aferente e eferente com um cartucho disparado e injectando 50 ml de ar através do bougie.

**Figura 30**: Anit-twist feito através da sutura da alça eferente ao piloro com Prolene 2/0.

### 4. Condução do intestino e construção da gastrojejunostomia

Volta-se a atenção para a calha abdominal esquerda. O omento é retraído medialmente e o ligamento de Treitz é identificado. O intestino é conduzido até uma distância de aproximadamente 200 cm distal ao ligamento de Treitz. O comprimento do bypass está relacionado com a quantidade de perda de peso. O novo cirurgião de MGB pode sentir-se tentado a oferecer bypasses cada vez mais longos; no entanto, a experiência tem demonstrado que, à medida que o comprimento do jejuno bypassado aumenta, aumenta o risco de perda de peso excessiva e de desnutrição.(145)

A diatermia é utilizada para criar uma gastrotomia e uma jejunostomia. Utiliza-se um agrafador linear de 60 mm para criar a gastrojejunostomia e o defeito do agrafador é fechado por costura manual, sendo depois efectuado um teste de fuga de ar e, por fim, sutura anti-torção com prolene 2/0, suturando a ansa eferente ao piloro.

## III. Cuidados perioperatórios

O tratamento perioperatório foi padronizado.

i. Todos os doentes foram submetidos a um teste de fuga de ar no intraoperatório para determinar possíveis fugas.

ii. A ingestão oral foi retomada no primeiro dia de pós-operatório.

iii. Todos os doentes interromperam o tratamento médico, incluindo agentes orais para a diabetes e

insulina contra a DMT2, após a operação no primeiro dia de pós-operatório.

iv. O dreno foi removido quando a drenagem era mínima.

v. Em geral, os doentes tiveram alta no 3º ou 4º dia de pós-operatório.

vi. As suturas foram removidas no 7º dia de pós-operatório.

## IV. Avaliação pós-operatória

i. Os acompanhamentos pós-operatórios foram agendados na primeira semana de pós-operatório para avaliação do local da cirurgia e remoção dos pontos, e nos meses 1, 3 e 6 de pós-operatório. Em cada visita, foram efectuados exames laboratoriais pré-operatórios, nomeadamente HbA1c, FPG, perfil lipídico, ácido úrico, LFT, RFT foram repetidos.

ii. Os agentes orais para a diabetes foram retomados quando indicado.

iii. A GPL-1 foi repetida aos 6 meses de pós-operatório.

iv. A medição da tensão arterial, o IMC, o perímetro da cintura e a relação cintura-quadril foram registados em cada visita.

v. A US pelvi-abdominal foi repetida aos 6 meses de pós-operatório para avaliação do fígado gordo.

vi. A densitometria óssea foi efectuada aos 6 meses de pós-operatório e os exames laboratoriais (cálcio, magnésio, ferritina, sódio e potássio) foram repetidos.

vii. Uma preparação multivitamínica padrão, incluindo minerais, foi prescrita para todos os pacientes entre o primeiro e o sexto mês de pós-operatório.

# V. Análise estatística dos dados

Os dados foram introduzidos no computador e analisados utilizando o pacote de software IBM SPSS versão 20.0. Os dados qualitativos foram descritos através de números e percentagens. Os dados quantitativos foram descritos através de intervalo (mínimo e máximo), média, desvio padrão e mediana. A significância dos resultados obtidos foi avaliada ao nível de 5%. [146, 147]

**Os testes utilizados foram:**

**1 - McNemar-Bowker**

Utilizado para analisar o significado entre as diferentes fases

**2 - Teste t-pareado**

Para variáveis normalmente quantitativas, para comparar entre dois períodos

**3 - ANOVA com medidas repetidas**

Para variáveis normalmente quantitativas, para comparar entre mais de dois períodos ou fases, e teste Post Hoc (LSD) para comparações entre pares

**4 -Teste de postos assinados de Wilcoxon**

Para variáveis anormalmente quantitativas, para comparar entre dois períodos

# RESULTADOS

Este estudo foi realizado em trinta doentes diabéticos na Unidade de Cirurgia de Cabeça, Pescoço e Endócrina, Departamento de Cirurgia, no Hospital Universitário Principal de Alexandria, no período de março de 2014 a fevereiro de 2016. Todos os pacientes foram acompanhados durante 6 meses.

## I. Análise pré-operatória

### 1. Perfil demográfico dos doentes e duração da DMT2

O estudo incluiu 30 pacientes, sendo 26 do sexo feminino (86,7%) e quatro do sexo masculino (13,3%). A idade variou de 29,0 a 59,0 anos, com média de 40,70±8,57 anos e mediana de 40,0 anos (Figura 31). A duração média da DMT2 foi de 2,49±2,75 anos.

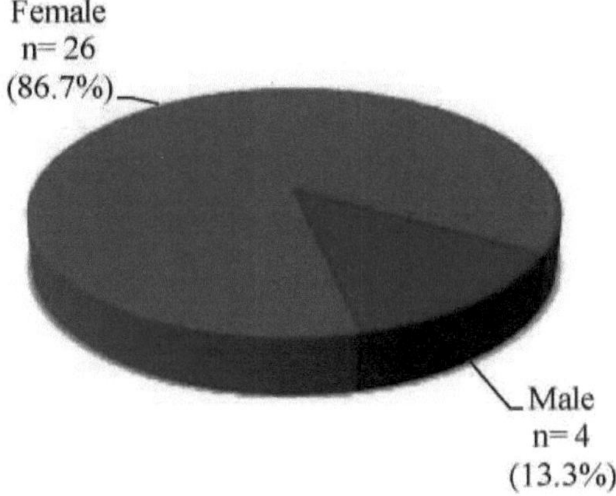


**Figura 31:** Dados demográficos dos doentes (n=30)

## 2. História cirúrgica anterior

No presente estudo, 15 pacientes (50%) apresentavam cicatriz de operação prévia, sendo três (10,0%) de apendicectomia aberta, (10,0%) de cesariana (SC), e histerectomia, hernioabdominoplastia e correção com tela de hérnia inguinal direita, um paciente (3,3%) cada. Estas cicatrizes não obstruíram o procedimento.

**Tabela 1:** Distribuição do estudo de acordo com a história (n=30)

| **História cirúrgica** | **N** | **%** |
|---|---|---|
| CS | 3 | 10.0 |
| Colecistectomia | 3 | 10.0 |
| Apendicectomia | 3 | 10.0 |
| Histerectomia | 1 | 3.3 |
| Exploração (esplenectomia) | 1 | 3.3 |
| SC e apendicectomia | 1 | 3.3 |
| Abdominoplastia e apendicectomia | 1 | 3.3 |
| Hérnia inguinal | 1 | 3.3 |
| Reparação de PUH | 1 | 3.3 |

CS: CESARIANA, PUH: hérnia paraumbilical.

## 3. Medidas antropométricas pré-operatórias

As medidas antropométricas pré-operatórias estão resumidas na Tabela 2, o peso pré-operatório variou de 110 a 180 kg, com média de 131,67 ± 15,90 kg. A altura variou de 150 a 176 cm, com média de 162,97 ± 7,03 cm. O IMC pré-operatório variou de 38,53 a 65,27 kg/m², com média de 49,76 ± 6,61 kg/m2. A relação cintura/quadril variou de 0,90 - 0,96 com média de 0,93 ± 0,02. O excesso de peso pré-operatório variou de 51,0 a 110,50 kg, com média de 73,46 ± 15,67 kg (Tabela 2).

**Tabela 2:** Medidas antropométricas pré-operatórias dos pacientes estudados (n=30)

| **Parâmetros pré-operatórios** | **Mínimo - Máximo** | **Média ± DP** | **Mediana** |
|---|---|---|---|
| Peso | 110.0 - 180.0 | 131.67 ± 15.90 | 129.0 |
| Altura | 150.0 - 176.0 | 162.97 ± 7.03 | 162.50 |
| IMC | 38.53 - 65.27 | 49.76 ± 6.61 | 49.92 |
| Cintura (cm) | 144.0 - 164.0 | 153.73 ± 6.08 | 156.5 |
| Anca (cm) | 157.0 - 171.0 | 165.23 ± 4.43 | 166.5 |
| Relação W/H | 0.90 - 0.96 | 0.93 ± 0.02 | 0.93 |
| Peso ideal (Kg) | 50.0 - 69.50 | 58.20 ± 4.86 | 57.50 |
| Excesso de peso | 51.0 - 69.50 | 73.46 ± 15.67 | 72.50 |

L/C: relação cintura-quadril

## 4. Comorbilidades pré-operatórias

Todos os doentes foram investigados exaustivamente. A HbA1c variou de 6,609,50% com uma média de 7,86 ± 0,77%. O FPG médio foi de 238,20 ± 55,57 mg/dL, sendo que dois (6,7%) destes pacientes foram tratados com insulina no pré-operatório. Dezoito (60,0%) pacientes eram hipertensos e 11 (36,7%) apresentavam dislipidemia (Tabela 3).

**Tabela 3:** Exames laboratoriais pré-operatórios dos pacientes estudados (n=30)

| **Parâmetros pré-operatórios** | **Mínimo - Máximo** | **Média ± DP** | **Mediana** |
|---|---|---|---|
| HbAlc | 6.60 - 9.50 | 7.86 ± 0.77 | 8.0 |
| FPG | 160.0 - 360.0 | 238.20 ± 55.57 | 227.0 |
| GLP-1 sérico | 1.30 - 3.21 | 2.21 ± 0.50 | 2.20 |
| Triglicéridos | 90.0 - 144.0 | 108.57 ± 16.95 | 102.0 |
| Colesterol | 112.0 - 282.0 | 197.97 ± 34.64 | 193.0 |
| Albumina | 3.0 - 4.80 | 3.90 ± 0.45 | 3.90 |
| Ferritina | 59.0 - 290.0 | 121.30 ± 54.46 | 105.0 |
| Cálcio | 8.20 - 9.90 | 9.24 ± 0.37 | 9.30 |

HbA1c: Hemoglobina glicada, FPG: Glicose plasmática em jejum, GLP-1: Glucagon like peptide-1.

## II. Análise operativa

### 1. Tempo de cirurgia e permanência hospitalar

No presente estudo, o tempo operatório da CEC variou de 80,0 a 180,0 minutos, com duração média de 114,63 ± 23,73 minutos. O tempo operatório longo deveu-se à colecistectomia concomitante (3 pacientes) e à adesiólise em pacientes com cirurgias abdominais prévias. A duração média do internamento hospitalar variou entre 3 e 5 dias, com uma média de 3,3 ± 0,6 dias.

### 2. Morbidade pós-operatória

As complicações estão resumidas na Tabela 4. Relativamente às principais complicações precoces, ocorreu extravasamento gástrico pós-operatório em dois doentes (6,67%), tendo o primeiro (3,3%) extravasado da JG no primeiro dia de pós-operatório, quando se queixou de dor abdominal intensa associada a febre e taquicardia, após o que foi efectuada laparoscopia diagnóstica e a deiscência na JG foi reparada com pontos interrompidos de Vicryl 2/0.

O segundo paciente apresentou-se no 9º dia de pós-operatório com abdome agudo, sepse, febre, leucocitose aumentada e saída de conteúdo intestinal pelo local do trocarte. Foi realizada ultrassonografia que mostrou moderada coleção intra-abdominal livre. Foi efectuada uma mini-laparotomia para exploração que revelou deiscência da linha de agrafos no estômago excluído. A reparação foi efectuada com Vicryl 2/0. Ambos os doentes tiveram um resultado final favorável.

Relativamente a complicações precoces menores, um doente (3,3%) teve um seroma na ferida, que foi tratado com drenagem e pensos em ambulatório. Um doente teve uma falha do agrafador, terminando com uma transecção não agrafada do estômago e hemorragia de ambos os bordos. A parede gástrica foi reparada com sucesso e a hemorragia foi controlada com suturas de Vicryl. O doente teve uma evolução pós-operatória sem intercorrências. As hemorragias menores da linha de agrafos foram tratadas com clipagem de titânio ou sutura absorvível em forma de oito. Um doente desenvolveu hemorragia intraluminal com hematémese e melena nas primeiras 72 horas de pós-operatório. O doente foi tratado de forma conservadora, não foi necessária transfusão de sangue e a hemorragia cessou espontaneamente.

Um paciente teve hemorragia intra-abdominal nas primeiras 24 horas de cirurgia e foi tratado conservadoramente com transfusão de sangue. Não se verificou mortalidade no período perioperatório; no entanto, um doente faleceu após 13 semanas devido a enfarte do miocárdio.

No que respeita às complicações pós-operatórias tardias, ocorreu anemia num doente (3,3%).

Sintomas de refluxo biliar ocorreram em outro paciente (3,3%) coincidentemente com colelitíase, o que exigiu cirurgia de revisão; foi-lhe oferecido um desvio de Roux-en-y juntamente com colecistectomia laparoscópica no mesmo local. Um doente (3,3%) que foi reexaminado devido a uma fuga contraiu uma hérnia incisional.

**Tabela 4:** Complicações intra-operatórias e pós-operatórias (n= 30)

| **Complicações** | **Não** | % |
|---|---|---|
| **Cedo** | **5** | **16.7** |
| Fugas | 2 | 6.67 |
| Hemorragia | 2 | 6.67 |
| Seroma | 1 | 3.33 |
| **Tarde** | **5** | **16.7** |
| Dispepsia/ Gastrite | 2 | 6.67 |
| Colelitíase | 1 | 3.33 |
| Refluxo biliar | 1 | 3.33 |
| Diarreia | 1 | 3.33 |

# III. Acompanhamento

Os doentes foram seguidos no ambulatório em intervalos regulares (1, 3 e 6 meses) no pós-operatório.

## 1. Dados sobre a perda de peso

A Tabela 5 resume o peso dos pacientes ao longo do período de acompanhamento. A partir do primeiro mês de pós-operatório e até aos 6 meses, verificou-se uma diminuição estatisticamente significativa do IMC ($p<0,05$). Como pode ser visto na Tabela 6, a média da porcentagem de perda de excesso de peso dos pacientes (EWL%) aumentou significativamente de 11,35 ± 2,29 em um mês de pós-operatório para 49,86 ± 7,35 em 6 meses ($p<0,05$) (Figura 32).

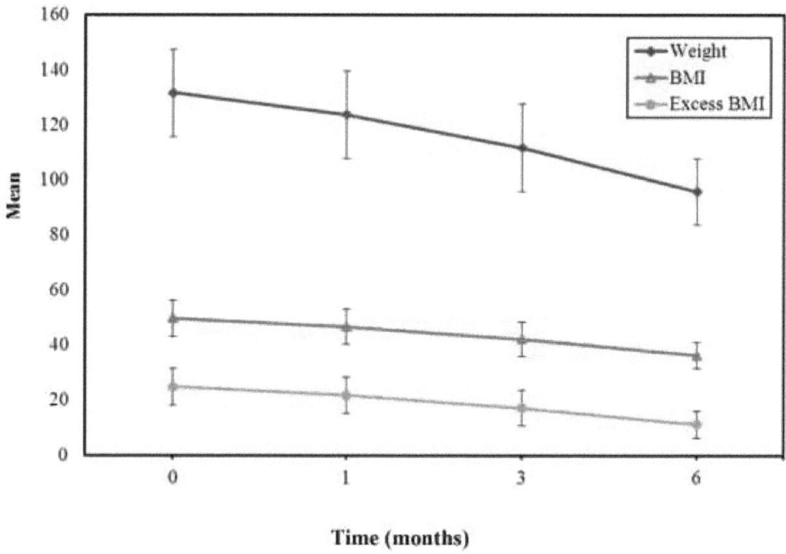


**32.** Comparação do peso médio, do IMC e do IMCBE em diferentes períodos de tempo

**Tabela 5:** Comparação do peso, IMC e IMCBE nos diferentes períodos estudados

| | **Pré (n = 30)** | **Acompanhamento** | | | **F** | **p** |
|---|---|---|---|---|---|---|
| | | **1 mês (n = 30)** | **3 Meses (n = 30)** | **6 meses (n = 29)** | | |
| **Peso**<br>Mín. - Máx.<br>Média ± DP.<br>Mediana | 110.0 - 180.0<br>131.67±15.90<br>129.0 | 102.0 - 172.0<br>123.70±15.90<br>121.0 | 90.0 - 160.0<br>111.70±15.91<br>109.0 | 80.0 - 135.0<br>95.79 ± 12.12<br>95.0 | 807.021* | <0.001* |
| ppre | | <0.001* | <0.001* | <0.001* | | |
| **IMC**<br>Mín. - Máx.<br>Média ± DP.<br>Mediana | 38.53 - 65.27<br>49.76 ± 6.61<br>49.92 | 35.92 - 62.10<br>46.75 ± 6.49<br>46.84 | 32.0 - 57.36<br>42.20 ± 6.31<br>42.31 | 26.78 - 49.44<br>36.29 ± 4.93<br>36.21 | 757.974* | <0.001* |
| ppre | | <0.001* | <0.001* | <0.001* | | |
| **Excesso de IMC**<br>Mín. - Máx.<br>Média ± DP.<br>Mediana | 13.53 - 40.27<br>24.76 ± 6.61<br>24.92 | 10.92 - 37.10<br>21.75 ± 6.49<br>21.85 | 7.0 - 32.36<br>17.20 ± 6.31<br>17.31 | 1.78 - 24.44<br>11.29 ± 4.93<br>11.21 | 757.779* | <0.001* |
| ppre | | <0.001* | <0.001* | <0.001* | | |

F,p: Valores de F e p para o teste (ANOVA) com medidas repetidas

$p_{Pre}$: valor de p para o teste Post Hoc (LSD) para ANOVA com medidas repetidas para comparação entre os períodos pré e pós

*: Estatisticamente significativo a $p \leq 0,05$

**Tabela 6:** Comparação de % EWL e EBMIL nos diferentes períodos estudados

| | **Acompanhamento** | | | **F** | **p** |
|---|---|---|---|---|---|
| | **1 mês (n = 30)** | **3 meses (n = 30)** | **6 meses (n = 29)** | | |
| **% EWL**<br>Mín. - Máx.<br>Média ± DP.<br>Mediana | <br>7.24 - 15.69<br>11.35 ± 2.29<br>11.04 | <br>18.10 - 39.22<br>28.37 ± 5.74<br>27.59 | <br>36.50 - 67.92<br>49.86 ± 7.35<br>50.25 | 716.084* | <0.001* |
| **p1Mês** | | <0.001* | <0.001* | | |
| **EBMIL**<br>Mín. - Máx.<br>Média ± DP.<br>Mediana | <br>7.79 - 19.29<br>12.93 ± 3.13<br>12.24 | <br>19.51 - 48.26<br>32.41 ± 7.75<br>30.58 | <br>39.31 - 86.84<br>56.86 ± 10.34<br>55.70 | 573.463* | <0.001* |
| **p1Mês** | | <0.001* | <0.001* | | |

F,p: Valores de F e p para o teste (ANOVA) com medidas repetidas

$p_{1Mês}$: valor de p para o teste Post Hoc (LSD) para ANOVA com medidas repetidas para comparação entre os períodos pré e pós

*: Estatisticamente significativo a $p \leq 0,05$

## 2. Melhoria da DMT2

O procedimento de MGB alcançou uma melhoria significativa no metabolismo da glucose em comparação com os valores pré-operatórios (Tabela 7). O nível médio de FPG diminuiu significativamente de 238,20 ± 55,57 mg/dL no pré-operatório para 106,03 ± 49,22 mg/dL no pós-operatório (p<0,001) (Figura 33), e a HbA1c de 7,86 ± 0,77 para 5,50 ± 0,85 (p<0,001) aos 6 meses (Figura 34). Também se registou um aumento significativo do GLP-1 pós-prandial, atingindo uma média de 9,86 ± 0,84 pmol/L em comparação com 2,21 ± 0,50 pmol/L no pré-operatório (p<0,001), como se pode ver na Figura 35.

**Tabela 7:** Comparação entre os níveis pré e pós-operatórios de HbA1c, FPG e GLP-1

| | **Perioperatório (n = 30)** | **Pós-operatório (n = 29)** | t | p |
|---|---|---|---|---|
| **HbAlc** | | | | |
| Mínimo - Máximo | 6.60 - 9.50 | 4.30 - 8.70 | 17.432* | <0.001* |
| Média ± DP | 7.86 ± 0.77 | 5.50 ± 0.85 | | |
| Mediana | 8.0 | 5.30 | | |
| **FPG** | | | | |
| Mínimo - Máximo | 160.0 - 360.0 | 76.0 - 320.0 | 12.547* | <0.001* |
| Média ± DP | 238.20 ± 55.57 | 106.03 ± 49.22 | | |
| Mediana | 227.0 | 94.0 | | |
| **GLP-1** | | | | |
| Mínimo - Máximo | 1.30 - 3.21 | 8.84 - 11.74 | 60.320* | <0.001* |
| Média ± DP | 2.21 ± 0.50 | 9.86 ± 0.84 | | |
| Mediana | 2.20 | 9.58 | | |

t: Teste t emparelhado

*: Estatisticamente significativo a p ≤ 0,05

FPG: Glicose plasmática em jejum, GLP-1: Glucagon like petide-1

A taxa global de remissão completa da DMT2 foi alcançada em 26 casos (89,7%) nos primeiros 6 meses, enquanto as taxas de remissão parcial, melhoria do estado e ausência de melhoria foram igualmente alcançadas, num caso cada (3,4%), nos primeiros 6 meses.

**Tabela 8:** Distribuição da remissão do DM2 6 meses após a MGB (n=29)

| **HbAlc** | N | % |
|---|---|---|
| - Remissão completa (<6%) | 26 | 89.7 |
| - Remissão parcial (6% - 6,5%) | 1 | 3.4 |
| - Melhorado (6,5% - <7%) | 1 | 3.4 |
| - Sem melhorias (≥7%) | 1 | 3.4 |

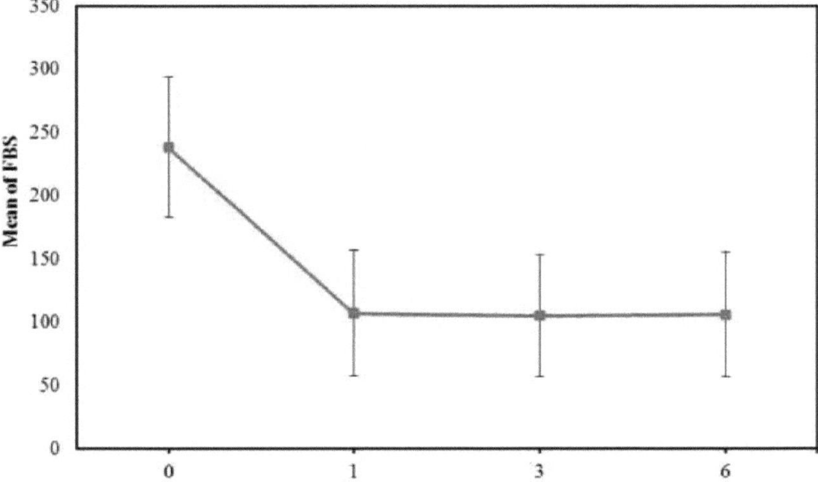


**Figura 33:** Comparação entre o pré e o pós-operatório de acordo com o FPG

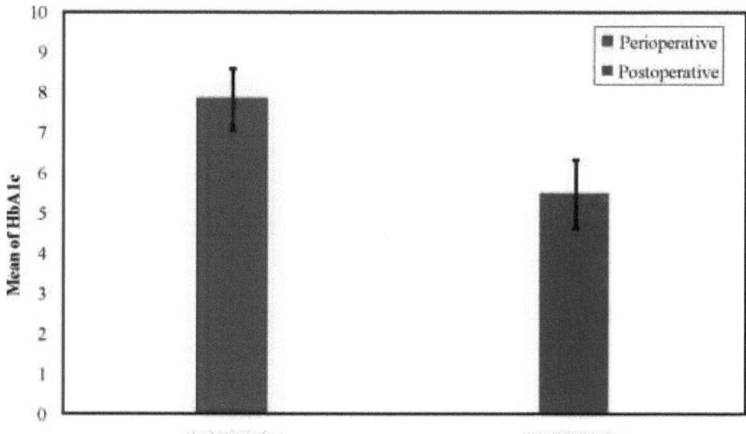

**Figura 34:** Comparação entre os níveis de HbA1c pré e pós-operatórios

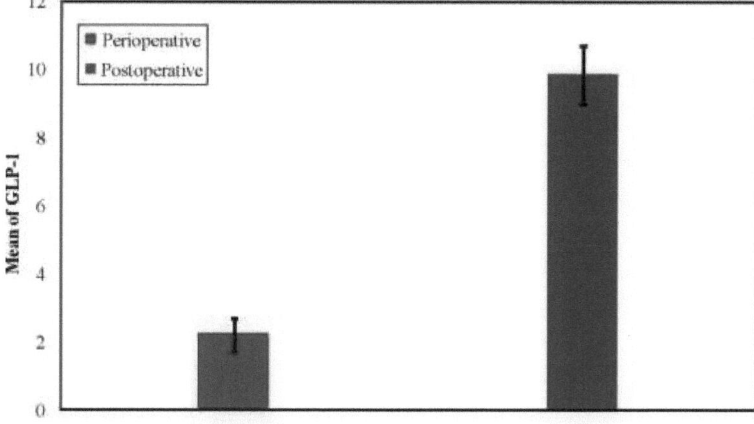

**Figura 35:** Comparação entre os níveis de GLP-1 no pré e pós-operatório

# 3. Melhoria das comorbilidades

No presente estudo, 18 doentes (60%) estavam medicados com anti-hipertensores e 11 (36,7%) com hipolipemiantes. No pós-operatório, 14 doentes (86,3%) suspenderam a medicação anti-hipertensiva e 10 (90%) deixaram de usar hipolipemiantes após a redução significativa dos níveis séricos de colesterol e triglicéridos. A osteoartrite estava presente em três doentes que se queixavam de dores que exigiam a toma frequente de analgésicos. A dor resolveu-se no final do período de seguimento em todos os doentes (100%) (Tabela 9).

**Tabela 9:** Distribuição dos pacientes estudados de acordo com a resolução das comorbidades (n=29)

| Co-morbilidades | Pré-operatório | | Resolução | | p |
|---|---|---|---|---|---|
| | N | % | N | % | |
| - Hipertensão | 18 | 60.0 | 14 | 77.8 | 0.125 |
| - Dislipidemia | 11 | 36.7 | 10 | 90.9 | 1.000 |
| - Fígado gordo | 10 | 33.3 | 9 | 90.0 | 1.000 |
| - Osteoartrite | 3 | 10.0 | 3 | 100.0 | 1.000 |

p: valor de p para o teste de McNemar
*: Estatisticamente significativo a $p \leq 0,05$

## 4. Investigações laboratoriais

Os doentes que sofriam de dislipidemia registaram uma melhoria significativa do seu perfil lipídico. O colesterol e os triglicéridos diminuíram significativamente no pós-operatório aos 6 meses, como se pode ver na Figura 36. No entanto, o nível de hemoglobina diminuiu significativamente (anemia microcítica normocrómica) num doente (3,4%) após 3 meses, o que foi corrigido com suplementos dietéticos e medicamentos com ferro. A Tabela 10 também não mostra uma queda significativa em nenhum dos elementos medidos (cálcio, ferritina e albumina) no período de acompanhamento.

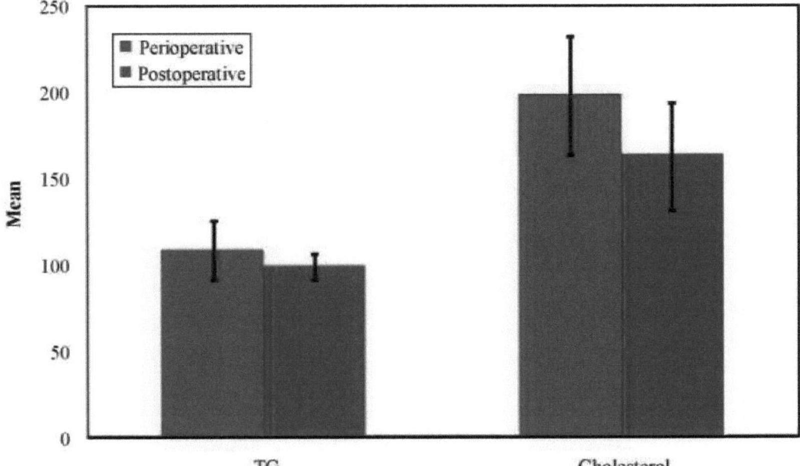


**Figura 36:** Comparação entre os níveis de TG e colesterol no pré e pós-operatório

**Tabela 10:** Comparação entre o pré e o pós-operatório de acordo com diferentes exames laboratoriais

| | Perioperatório (N = 30) | Pós-operatório (N = 29) | Teste de significância | p |
|---|---|---|---|---|
| **Cálcio** | | | | |
| Mín. - Máx. | 8.20 - 9.90 | 7.93 - 10.76 | t=0.30 | 0.751 |
| Média ± DP. | 9.24 ± 0.37 | 9.21 ± 0.68 | | |
| Mediana | 9.30 | 9.20 | | |
| **Albumina** | | | | |
| Mín. - Máx. | 3.0 - 4.80 | 2.14 - 4.99 | t=0.223 | 0.825 |
| Média ± DP. | 3.90 ± 0.45 | 3.85 ± 0.64 | | |
| Mediana | 3.90 | 3.90 | | |
| **Ferritina** | | | | |
| Mín. - Máx. | 59.0 - 290.0 | 22.0 - 332.0 | Z=0.995 | 0.320 |
| Média ± DP. | 121.30 ± 54.46 | 118.14 ± 65.78 | | |
| Mediana | 105.0 | 104.0 | | |
| **Triglicéridos** | | | | |
| Mín. - Máx. | 90.0 - 144.0 | 90.0 - 130.0 | t=3.103* | 0.004* |
| Média ± DP. | 108.57 ± 16.95 | 98.97 ± 7.51 | | |
| Mediana | 102.0 | 99.0 | | |
| **Colesterol** | | | | |
| Mín. - Máx. | 112.0 - 282.0 | 112.0 - 240.0 | t=4.367* | <0.001* |
| Média ± DP. | 197.97 ± 34.64 | 162.97 ± 31.42 | | |
| Mediana | 193.0 | 170.0 | | |

t: Teste t emparelhado
Z: Z para o teste de postos assinados de Wilcoxon
*: Estatisticamente significativo a $p \leq 0{,}05$
Ca: Cálcio, Alb: Albumina, Fe: Ferritina, TG: Triglicéridos

## 5. DiaRem Score (apêndice 1)

A pontuação DiaRem foi produzida por Christopher Still e colegas para prever a probabilidade de remissão da DMT2 após a cirurgia.[148] Os doentes com pontuações DiaRem mais baixas tiveram uma taxa de sucesso mais elevada de remissão da DMT2 (de 100% com a pontuação mais baixa a 33,3% com a pontuação mais elevada), como se mostra na Tabela 11.

**Tabela 11:** DiaRem Score (n=29) que prevê a remissão da DM2 após MGB

| Pontuação | Não | N.º de remissão | Taxa de remissão completa % |
|---|---|---|---|
| 0 - 2 | 2 | 2 | 100.0 |
| 3 - 7 | 23 | 23 | 100.0 |
| 8 - 12 | 3 | 1 | 33.3 |
| 13 - 17 | 1 | 0 | 0.0 |
| **Total** | **29** | **26** | **89.7** |

# DISCUSSÃO

O controlo rigoroso dos níveis de glicemia nos doentes diabéticos tem demonstrado um benefício significativo na redução da mortalidade e das complicações relacionadas com a doença; no entanto, as actuais estratégias de tratamento atingem estes objectivos numa proporção muito reduzida de doentes. Por outro lado, a cirurgia metabólica tem demonstrado uma redução significativa do excesso de peso, um controlo eficaz das comorbilidades e uma diminuição significativa da mortalidade a longo prazo superior ao tratamento médico.[149, 150]

Nos últimos anos, o LMGB foi identificado como uma abordagem inovadora para o tratamento cirúrgico da obesidade mórbida. Tem atraído o interesse dos cirurgiões por ser considerada relativamente mais segura do que a LRYGB.

Noun et al (2012)[151], estudaram o LMGB que foi efectuado em 1000 doentes obesos com uma idade média de 33,15±10,17 anos (intervalo, 14-72 anos). Cerca de dois terços dos pacientes (66,1%) eram do sexo feminino. Concluíram que o MGB é um procedimento bariátrico eficaz, de risco relativamente baixo e com poucas falhas.

No presente estudo, os doentes do sexo feminino representaram a população principal (86,7%) e a idade média dos doentes foi de 41,2 anos, o que é semelhante à maioria dos estudos publicados. [152]

No presente estudo, o tempo operatório médio do BAG foi de 120,55±25,79 minutos. Os tempos operatórios mais longos foram devidos a procedimentos concomitantes ou a cirurgias prévias, como mostra a Tabela 12. Tempos operatórios comparáveis foram relatados por outros autores. Bhoyrul et al (2001)[153], manifestaram uma grande preocupação com a laparoscopia na presença de aderências intra-abdominais, que podem dificultar a dissecção de estruturas vitais e sujeitar o doente a lesões viscerais durante a dissecção e o acesso trans-peritoneal. Chen et al (1998)[92], relataram a cirurgia intra-abdominal prévia como uma contraindicação relativa à abordagem laparoscópica, necessitando de uma operação aberta, o que não foi uma grande preocupação no presente estudo, exceto pelo prolongamento do tempo de operação.

**Tabela 12:** População de doentes, IMC e tempo operatório em ensaios de LMGB

| **Investigadores** | **N** | **Idade média (anos)** | **IMC médio ($Kg/m^2$)** | **Tempo médio de operação (minutos)** |
|---|---|---|---|---|
| Estudo atual | 30 | 40.70 ± 8.57 | 49.76 ± 6.61 | 114.63 ± 23.73 |
| Lee et al (20 1 5)[154] | 519 | 35.9±9.1 | 37.4±5.9 | 117±33.3 |
| Kular et al (2014)[94] | 104 | Não comunicado | 44±3.1 | 52±20.2 |
| Musella et al (20 1 4)[155] | 974 | 39.4 | 48 ± 4.58 | 95 ± 51.6 |
| Noun et al (2012)[151] | 1000 | 33.15±10.17 | 42.5±6.3 | 89 ± 12.8 |
| Lee et al (2012)[156] | 1,163 | 32.3±9.1 | 41.1±6.1 | 115.3 ± 24.6 |
| Rutledge et al (2005)[87] | 2,410 | 39 | 46±7 | 37.5 |
| Carbajo et al (2005)[157] | 209 | 41 | 48 | 93.0 |

A revisão sistemática e meta-análise de Quan et al (2015)[152], incluiu 16 estudos que relataram os resultados do MGB para pacientes obesos. As caraterísticas estudadas foram os dados demográficos dos pacientes, e os resultados pós-operatórios de um ano foram semelhantes aos do presente estudo. Os estudos eram maioritariamente de países ocidentais, com participantes entre 10 e 2410. O sexo feminino era predominante e o IMC médio era superior a 35 na maioria dos estudos.

Em todos os estudos revistos por Quan et al (2015)[152], a MGB pôde ser efectuada com êxito num tempo operatório razoável que variou entre 36,9 minutos e 117 minutos e apenas alguns necessitaram de conversões para cirurgia aberta. Em geral, o tempo de operação diminuiu à medida que os casos de LMGB aumentaram. Rutledge (2001)[89], relatou as primeiras 1274 LMGB consecutivas em 2001 com o tempo operatório médio mais curto de 36,9 minutos. Estudos subsequentes com amostras menores relataram um tempo operatório mais longo, variando de 52 minutos a 117 minutos, conforme resumido na Tabela 12.

Carbajo et al (2005)[157], relataram duas conversões devido a hemorragia intra-abdominal incontrolável. Quatro pacientes (4/2410) foram convertidos para cirurgia aberta no estudo de Rutledge[89], enquanto Kim[88] relatou uma conversão devido a aderências causadas por uma nefrectomia prévia. Musella et al[155] operaram 974 pacientes; 12 (1,2%) foram convertidos devido a aderências abdominais. No entanto, à semelhança do presente estudo, vários autores realizaram LMGB sem qualquer conversão.

A hemorragia pode ser uma complicação grave e tem normalmente origem na linha de agrafos gástricos, no baço, no fígado ou na parede abdominal nos locais de entrada do trocarte. A hemorragia da linha de agrafos pode apresentar-se como hemorragia intraluminal ou extra-luminal. Os sintomas comuns de hemorragia intraluminal incluem hematemese (sangue no dreno nasogástrico) e/ou melena. O diagnóstico e o tratamento precoces são essenciais. A hemorragia extra-luminal apresenta-se geralmente com uma descida em série dos níveis séricos de hemoglobina ou sinais de taquicardia ou hipotensão. Alguns autores recomendam a realização de uma laparoscopia de segunda linha em qualquer doente que apresente hemorragia extraluminal com uma frequência cardíaca sustentada superior a 120 batimentos por minuto e uma queda da hemoglobina superior a 10 g/L no pós-operatório.[(158)]

Foram registados dois casos de hemorragia no presente estudo. Quan et al[(152)], relataram que as principais morbidades perioperatórias precoces foram sangramento, vazamento e infeção da ferida. Carbajo et al[(157)], registaram dois eventos hemorrágicos nas 24 horas após a cirurgia e foi utilizada minilaparotomia para hemostase. Wang et al[(86)], relataram vários casos de sangramento de anastomose, dos quais 5 foram tratados com inibidores de bomba de prótons e transfusão de sangue, enquanto 2 necessitaram de reoperação. Musella et al[(155)], relataram 25 (2,5%) casos de sangramento abdominal. A reoperação foi utilizada para hemostasia quando o sangramento não pôde ser resolvido por métodos conservadores.

Um maior número de procedimentos bariátricos estará associado a um maior número de complicações. A criação do tubo gástrico utilizando agrafadores é o elemento-chave durante a MBG que pode estar associado a complicações, como a falha do agrafador. Não ter esta complicação em mente e não estar preparado para lidar com ela pode estar associado a problemas significativos. As complicações de falha do agrafador têm sido relatadas com pouca frequência.[(159)] Na presente série foi registado um incidente (3,3%).

No presente estudo, a taxa de remissão completa global foi alcançada em 89,7% dos pacientes nos primeiros 6 meses. Este resultado está de acordo com as taxas de remissão de DM2 previamente relatadas após cirurgia bariátrica/metabólica de mais de 80% (86, 87, 145, 155) ou 90%.(94, 143)

Em 2009, Buchwald et al [(48)], numa nova revisão sistemática e meta-análise de 621 estudos em pacientes com obesidade mórbida, incluindo 135.000 pacientes, submetidos a cirurgia bariátrica, selecionaram 103 estudos que relataram remissão clínica e/ou laboratorial da DM2 em 78,1% dos pacientes. O clássico Swedish Obese Subjects Study (SOS) demonstrou uma remissão sustentada da DM2 num grupo de 2.037 doentes com obesidade grave submetidos a cirurgia bariátrica em comparação com o grupo não cirúrgico aos 2 e 10 anos de seguimento.[(160)]

Recentemente, um ensaio prospetivo controlado e aleatório avaliou a cirurgia bariátrica como tratamento da DMT2. Este estudo comparou as taxas de remissão do DM2 para a banda gástrica ajustável versus gestão médica (dieta e exercício), mostrando uma remissão de 73% para o grupo cirúrgico versus 13% para o grupo não cirúrgico, após 2 anos de acompanhamento.[161] Mingrone et al (2012)[137], estudaram 60 pacientes diabéticos com um IMC>35 kg/m$^2$ e HbA1c>7% e relataram uma taxa de remissão de 75% para a cirurgia de bypass gástrico, 95% para o desvio biliopancreático e nenhuma remissão para o grupo de tratamento médico durante um acompanhamento de dois anos.[137] Schauer et al[162], relataram os resultados do tratamento cirúrgico em 150 pacientes diabéticos com um IMC de 27-43 kg/m$^2$. A redução da HbAlc para níveis inferiores a 6 %, foi conseguida, 42 % dos doentes com bypass gástrico, 37 % com sleeve, e apenas 12 % com terapêutica médica intensiva. Nos doentes tratados com cirurgia, a necessidade de medicamentos para baixar os níveis de glicemia, lípidos e pressão arterial foi significativamente reduzida durante um período de seguimento de 12 meses.

A elevada taxa de remissão da DMT2 em doentes com obesidade grave ou mórbida submetidos a cirurgia bariátrica sugere que a cirurgia é o melhor tratamento disponível para a diabetes nesta coorte de doentes, um facto que se reflecte nas Diretrizes Clínicas da Associação Americana de Diabetes "Standards of Medical Care in Diabetes" publicadas em 2009, que recomenda o tratamento cirúrgico para doentes com diabetes mal controlada com um IMC>35 kg/m$^2$ e IMC< 35 kg/m$^2$ apenas sob protocolos de investigação. [163]

A remissão bem sucedida da DMT2 neste grupo de doentes pode traduzir-se numa diminuição da mortalidade relacionada com a diabetes. Estudos recentes revelaram que a cirurgia bariátrica pode reduzir a mortalidade até 30-40% e, mais importante ainda, que a redução da mortalidade pela cirurgia bariátrica foi maioritariamente atribuída à redução da morte relacionada com a diabetes. Estes dados constituem um bom argumento para propor a cirurgia metabólica em doentes com DMT2 o mais rapidamente possível.[154]

Wang et al (2005)[86], relataram uma taxa de remissão de 100% em dois anos. Todos os 79 doentes eram portadores de DM2 e deixaram de ser medicados.[86] No estudo realizado por Kim et al[88], a remissão da DM2 foi alcançada em 53% dos doentes no primeiro ano e aumentou para 63% e 90% no segundo e terceiro anos, respetivamente. Além disso, Musella et al[155], relataram uma taxa de remissão de 84,4% em cinco anos de pós-operatório.

A remissão da diabetes tem sido relatada em diferentes graus após todos os procedimentos bariátricos atualmente realizados. Uma revisão sistemática recente de Gill et al (2010)[164], mostrou que 97% dos pacientes tiveram melhoria ou remissão. A HbA1c média diminuiu de

7,9 para 6,2 nos 11 estudos que incluíram esta medida de controlo da glicose, o que é semelhante aos resultados encontrados no presente estudo, uma vez que a HbAc1 diminuiu de 7,86 para 5,50.

Um RCT de Lee et al (2014)[(156)], de Taiwan, comparou a MGB (30 casos) e a gastrostomia laparoscópica com manga (LSG) (30 casos) para o tratamento da DMT2. A LSG resultou em remissão da diabetes em 47% dos pacientes em 1 ano e foi associada a uma redução média de 3% nos níveis de HbA1c. O bypass gástrico, no entanto, teve efeitos mais poderosos na perda de peso, na circunferência da cintura, na taxa de remissão de 93% e na melhoria da síndrome metabólica nesse estudo.

Lee et al (2015)[(154)], recrutaram e avaliaram 71,2 % de 711 pacientes com DM2 que receberam cirurgia metabólica (LSG, LRYGB & LMGB) entre janeiro de 2007 e julho de 2013 com um ano de seguimento. Oitenta (15,6 %) pacientes com IMC < 30 kg/m$^2$ foram recrutados como grupo de estudo. Adicionalmente, 109 pacientes com um IMC de 30-35 kg/m$^2$ e 323 pacientes com um IMC>35 kg/m$^2$ foram recrutados para comparação. Os autores relataram que a remissão completa do T2DM foi alcançada em 25% dos doentes não obesos no seguimento de 1 ano. Outros 23,8% dos pacientes obtiveram uma remissão parcial e 10% obtiveram um estado melhorado. A perda de peso e a redução da HbA1c ocorreram rapidamente durante os primeiros 6 meses e mantiveram-se estáveis até 5 anos.

Kehagias et al (2011)[(165)], relataram uma remissão do T2DM em 80% dos pacientes aos 3 anos em ambos os grupos LSG e LGB. Peterli et al (2009)[(166)], relataram que 66,7% dos pacientes diabéticos tratados com LSG eram euglicémicos sem medicação aos 3 meses, enquanto Ramon et al (2012)[(167)], relataram que 100% dos pacientes diabéticos foram capazes de parar a terapia médica após 1 ano de pós-operatório em ambos os grupos LSG e LGB.

A remissão da DMT2 variou entre 70% e 100%, a hipertensão entre 80% e 98,5%; a remissão da hiperlipidemia, embora não relatada na maioria dos estudos, variou entre 70% e 100%, semelhante ao relatado no presente estudo, como pode ser visto na Tabela 13, e a remissão da apneia do sono em 87%-100% em 1-6 anos de acompanhamento.([168]) De acordo com Rutledge,([87]) 85% dos pacientes tiveram melhora na doença do refluxo. Lee et al[(85)], afirmaram que mais de 80% dos seus pacientes tinham resolução da síndrome metabólica no seguimento de 5 anos. No RCT do mesmo grupo, a remissão da síndrome metabólica aos 2 anos atingiu os 100%.

O estudo de Milone et al (2013)[(168)], foi uma comparação pequena e não aleatória de SG versus MGB no tratamento de T2DM onde MGB mostrou uma clara tendência para taxas de remissão de diabetes mais elevadas 87,5% vs 66,7% no seguimento de 1 ano, respetivamente. Noun et al[(151)], relataram que 85% dos seus doentes tiveram remissão das comorbilidades, enquanto Kim et al[(169)], estudaram 10 doentes não obesos (IMC médio 27,2 kg/m$^2$) com DMT2 e demonstraram a resolução da hiperglicemia em 70%.

**Tabela 13:** Resoluções de comorbilidades após MGB, conforme relatado pelos diferentes autores

| **Autores** | **Número de pacientes** | **Acompanhamento (anos)** | **T2DM%** | **Hipertensão (%)** | **Hiperlipidemia (%)** | **Doença de refluxo (%)** | **Apneia do sono (%)** |
|---|---|---|---|---|---|---|---|
| Estudo atual | 30 | 6 meses | 89.7 | 77.8 | 90 | NR | NR |
| Piazza et al (2011) [(143)] | 197 | 2 | 90 | 80 | 70 | NR | 90 |
| Kim et al (2011)[(88)] | 10 | 0.5 | 70 | NR | NR | NR | NR |
| Lee et al (2012)[(170)] | 1163 | 5 | NR | NR | NR | NR | NR |
| Noun et al (2012) [(151)] | 1000 | 5 | NR | NR | NR | NR | NR |
| Milone et al (2013)[(168)] | 16 | 1 | 87.5 | NR | NR | NR | NR |
| Musella et al (2014)[(155)] | 974 | 5 | 84.4 | 87.5 | NR | NR | NR |
| Kular et al (2014)[(94)] | 1054 | 6 | 93.2 | 74.8 | 91 | 72 | 97 |

NR: Não comunicado

Em 2014, Kim et al[(169)] estudaram 172 pacientes (com IMC menor que 30 kg/m$^2$ e HbA1C > 7,0 %), submetidos à cirurgia laparoscópica de bypass gástrico com anastomose única (SAGB). Dentre eles, 107 pacientes foram acompanhados por mais de 1 ano. Os valores relacionados com a diabetes foram medidos antes e 1, 2 e 3 anos após a cirurgia. A média de HbA1C diminuiu de forma constante. Os seus valores foram de 9,0, 6,9, 6,7 e 6,0 %, respetivamente, no pré-operatório, 1 ano, 2 anos e 3 anos após a cirurgia. Entre o segundo e o terceiro ano, embora as mudanças nos valores parecessem diminuir significativamente (de 6,7 para 6,0 %), não houve significância real. As percentagens de indivíduos que atingiram o objetivo (HbA1C<7%) foram de 53, 63 e 90% no primeiro, segundo e terceiro anos após a cirurgia. A glicose média em jejum também diminuiu continuamente. A glicose plasmática média de 2 horas após uma carga de 75 g de glicose também pareceu diminuir, exceto no valor do segundo ano. Isto deveu-se ao facto de apenas terem sido medidos alguns níveis de glicose plasmática 2 horas após a carga de glicose. Também se registaram tendências de maior diminuição dos valores entre o segundo e o terceiro ano. No entanto, não houve significância estatística.

Guenzi et al (2015)[(171)], estudaram 804 pacientes obesos submetidos à cirurgia de MGB. Foram selecionados 100 (12,4 %) doentes com DMT2 e 81 destes completaram o seguimento. O objetivo era avaliar os efeitos do Omega Loop Gastric Bypass (OGBP) na DM2. Os resultados demonstraram que, entre os 81 pacientes, sete (8%) tinham níveis estáveis de

HbAlc em torno de 6,5% e não receberam nenhum tratamento hipoglicemiante, 30 (37%) receberam um tratamento oral, 26 (32%) receberam dois, seis (7%) receberam três e 12 (14%) necessitaram de insulina. Três quartos (82,5 %) dos doentes tinham diabetes controlada e 17,5 % tinham diabetes não controlada. Aos 2 anos, 71/81 doentes (87,6 %) apresentavam uma remissão completa e 10 (12,3 %) tinham uma melhoria da sua diabetes (Figura 37). O tratamento hipoglicémico injetável foi interrompido em 58,3% dos doentes. Nos sete doentes que não estavam a receber tratamento hipoglicémico na altura do OGBP, a taxa de remissão foi de 100%. O tempo médio para a remissão foi de 1,3 meses (intervalo de 0-9 meses). Os autores relataram que a taxa de remissão e as melhorias da DM2 em doentes obesos foram semelhantes às relatadas com a DBP, e a perda de peso associada foi pelo menos equivalente à relatada com o RYGBP.

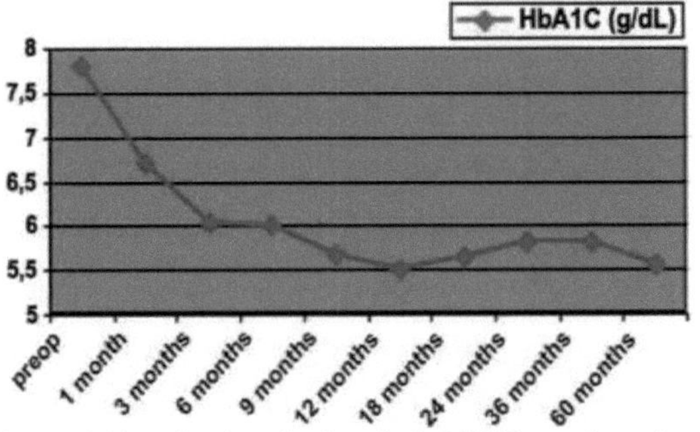


**Figura 37:** Evolução da hemoglobina glicada após cirurgia de LMGB por Guenzi et al[171]

Chevallier et al (2008)[172], estudaram 1000 pacientes obesos que foram submetidos a LMGB para obesidade mórbida entre outubro de 2006 e dezembro de 2013, no Departamento de Cirurgia Digestiva, no Hospital Europeu George Pompidou (Paris, França). Eles relataram que a taxa de remissão do T2DM foi de 85,7%, após um período médio de acompanhamento de 26 meses, sem qualquer recorrência da diabetes. Aos 2 anos, a taxa de resolução foi de 80,6% para a dislipidemia, 52,1% para a hipertensão arterial, 50% para a apneia do sono e 36,5% para as dores articulares.

Kim et al (2011)[88], estudaram 10 doentes consecutivos não obesos com DM2 (IMC 25-30 kg/m$^2$), que foram submetidos a LMGB no Institutional Review Board for Human Research of Soonchunhyang University Hospital, Seul, Coreia, de agosto de 2009 a outubro de 2009. Os dados pré-operatórios, incluindo HbA1c, FPG e glicose pós-prandial de 2 horas (PPG de 2 horas), foram comparados com os dados recolhidos a 1, 3 e 6 meses de pós-operatório. Os resultados clínicos mostraram uma diminuição acentuada da HbA1c e uma tendência para uma diminuição da FPG e da PPG de 2 horas nos meses 1, 3 e 6 do pós-operatório. Os níveis de HbA1c, FPG e PPG de 2 horas diminuíram para 6,7%, 144 mg/dL e 203 mg/dL, respetivamente, aos 6 meses após a operação.

Kular et al (2014)[94], estudaram 1.054 pacientes consecutivos que foram submetidos a MGB de fevereiro de 2007 a janeiro de 2013. Todas as comorbidades como DRGE, diabetes, falta de ar, apneia do sono, hipertensão, osteoartrite, hiperlipidemia e incontinência urinária foram registadas. A DM tipo 2 registou uma remissão de 93,2% aos 6 anos, com uma melhoria de mais de 98%.

Piazza et al (2011)[143], realizaram 552 cirurgias bariátricas, dentre elas 197 LMGB laparoscópicas foram realizadas de 2008 a 2011 em uma única Instituição (ARNAS Garibaldi, Unidade Geral e de Emergência). Concluíram que a redução das comorbidades pela BGBM foi satisfatória. A hiperlipidemia foi corrigida em mais de 70% dos pacientes, a hipertensão essencial foi aliviada em mais de 80% dos pacientes e o DM2 revertido em mais de 90%, a dispneia e a apneia do sono também foram corrigidas em 80-90% dos pacientes.

Lee et al (2011)[170], estudaram 60 pacientes moderadamente obesos (IMC >25 <35) que tinham DM2 mal controlado e foram submetidos a MGB (n=30) versus SG (n=30) após tratamento convencional (>6 meses) de 2007 a 2008. Os pacientes e observadores foram mascarados durante o acompanhamento, que terminou em 2009, um ano após a inscrição final. No geral, 42 participantes (70%) registaram uma resolução da DM2 aos 12 meses após a cirurgia. A resolução do DM2 foi significativamente melhor no grupo GB do que no grupo SG (93% vs 47%, respetivamente), tanto o GB como o SG foram eficazes no tratamento de doentes com DM2 em que o tratamento médico atual tinha falhado. No entanto, a taxa de resolução de 93% e a taxa de sucesso de 57% para o tratamento da DM2 no grupo GB foram superiores às taxas de 47% e 0% no grupo SG, 12 meses após a cirurgia. Esses resultados corroboram relatos anteriores de que a GB pode alcançar uma remissão de 80% do DM e procedimentos puros do tipo restritivo podem alcançar uma taxa de aproximadamente 50%.[48]

Lee et al (2011)[170], estudaram 60 doentes com um nível de HbA1c superior a 7,5 %, um índice de massa corporal (entre 25 e 35 Kg/m$^2$) e um diagnóstico de DMT2 há pelo menos 6 meses. Foi efectuada uma SAGB com exclusão duodenal ou uma SG sem exclusão duodenal. Todos os pacientes compareceram mensalmente às consultas pós-operatórias nos primeiros 3 meses, depois a cada 3 meses no primeiro ano e, posteriormente, anualmente. Aos 5 anos após a cirurgia, ambos os grupos tiveram uma melhoria acentuada de outros distúrbios metabólicos associados, incluindo a redução do tamanho da cintura, da pressão arterial, da insulina e dos lípidos no sangue. O grupo SAGB também apresentou níveis significativamente mais baixos de lípidos no sangue e de pressão arterial do que o grupo SG. Vinte e quatro pacientes (80%) no GS ainda tinham síndrome metabólica, em comparação com apenas oito pacientes (26,7%) após a SAGB.

Kular et al (2014)[(94)], compararam os resultados do seguimento a 5 anos de MGB e LSG em termos de perda de peso, recuperação de peso, complicações e resolução de co-morbilidades de fevereiro de 2007 a agosto de 2008 (seguimento mínimo de 5 anos). Durante este período, 118 pacientes foram submetidos a LSG. Estes pacientes foram comparados em termos de idade, género, peso pré-operatório e IMC com 104 pacientes que foram submetidos a MGB no mesmo período de tempo. Tanto a LSG como a MGB foram boas na resolução de co-morbilidades e a MGB produziu uma taxa de remissão da diabetes significativamente mais elevada do que a SG (92% vs 81%, respetivamente).

Milone et al (2013)[(168)], estudaram pacientes encaminhados durante um período de 3 anos com diagnóstico de obesidade e diabetes. Foram incluídos apenas os pacientes que foram submetidos a SG ou MGB laparoscópicos sem intercorrências com um acompanhamento de pelo menos 1 ano. Um total de 31 pacientes obesos foram recrutados. Todos os doentes foram diagnosticados com DM2 (15 (48,4%) em metformina e 16 (51,6%) em metformina+ insulina), 18 indivíduos (58,1%) referiam hipertensão e 8 apresentavam hipercolesterolemia. A prevalência de remissão da diabetes aumentou gradualmente após a cirurgia, independentemente do tipo de diabetes. Especificamente, aos 3 meses após a intervenção cirúrgica, a remissão da diabetes foi relatada por 18 indivíduos (53,3% para SG vs 62,5% para MGB). Resultados semelhantes foram confirmados no seguimento de 6 meses (53,3% para SG vs 68,8% para MGB). No seguimento de 12 meses, 66,7% dos indivíduos que foram submetidos a SG alcançaram a remissão da diabetes vs 87,5% dos que foram submetidos a MGB.

A hipertensão é uma co-morbilidade grave em doentes com obesidade mórbida e tem demonstrado diminuir a esperança de vida.[(173)] O mecanismo exato por detrás do desenvolvimento da hipertensão é ainda desconhecido, mas alguns estudos postulam um mecanismo multifatorial que inclui hiperlipidemia, hiperinsulinemia e uma ativação do sistema renina-angiotensina-aldosterona e do sistema nervoso simpático, resultando num aumento da pressão arterial.[(174)]

Li et al (2012)[(175)], detectaram que a prevalência de hipertensão não diagnosticada era estatística e significativamente mais elevada nos indivíduos com excesso de peso do que nos indivíduos com peso normal, e era ainda mais elevada nos indivíduos obesos. Por conseguinte, qualquer pessoa que esteja um pouco acima do seu peso ideal poderia beneficiar de uma perda de peso moderada, a fim de correr menos riscos de hipertensão. Os investigadores descobriram que os adolescentes obesos têm uma prevalência significativamente mais elevada de hipertensão e hipertrofia ventricular esquerda, o que sugere um efeito negativo direto da obesidade na função cardiovascular que começa cedo na adolescência.

Channanath et al (2015)[(176)], estudaram 3904 indivíduos nativos do Kuwait com comorbilidade que tinham o início da DM2 antes do da hipertensão, e 1403 indivíduos nativos do Kuwait hipertensos sem incidência de diabetes. Mediram a associação entre a idade de início da hipertensão e o IMC e demonstraram claramente o risco acrescido da diabetes para o desenvolvimento da hipertensão em indivíduos obesos. O risco de desenvolver hipertensão aumenta com os níveis de obesidade e é mais elevado em doentes com diabetes do que em doentes sem diabetes com níveis de obesidade semelhantes. Os rácios de risco são mais elevados nos homens do que nas mulheres em todas as categorias de obesidade. Também demonstraram que a idade de início da hipertensão está inversamente relacionada com o IMC; esta relação é mais forte nos homens do que nas mulheres e nas pessoas com diabetes do que nas pessoas sem diabetes. Uma condição pré-existente de diabetes duplica o impacto da obesidade na idade de início da hipertensão nas mulheres.

A obesidade tem sido associada ao desenvolvimento de DMT2. O tecido adiposo liberta quantidades crescentes de ácidos gordos não esterificados, glicerol, hormonas, citocinas pró-inflamatórias e outros factores que são responsáveis pelo desenvolvimento da resistência à insulina. Aproximadamente 90% de todos os doentes com DMT2 têm excesso de peso ou são obesos. Os dados do National Health and Nutrition Examination Survey III (1988-1994) demonstraram que o risco de diabetes química é de aproximadamente 50% com um IMC maior ou igual a 30 kg/m$^2$ e mais de 90% com um IMC de 40 kg/m$^2$ ou mais.[(174)]

Foi encontrada uma relação curvilínea entre o IMC e o risco de DM2 nas mulheres do Nurses' Health Study [107]. O risco mais baixo foi associado a um IMC inferior a 22 kg/m$^2$; e a um IMC superior a 35 kg/m$^2$ o risco relativo de DM aumentou. O risco pode ser aumentado ainda mais por um estilo de vida sedentário ou diminuído pelo exercício físico. O aumento de peso após os 18 anos de idade nas mulheres e após os 20 anos de idade nos homens também aumenta o risco de DM2. O Nurses' Health Study comparou mulheres com peso estável (que ganharam ou perderam <5 kg) após os 18 anos de idade com mulheres que ganharam peso. Aquelas que ganharam 5,0 a 7,9 kg tinham um risco relativo de DM de 1,9; este risco aumentou para 2,7 para as mulheres que ganharam 8,0 a 10,9 kg. Resultados semelhantes foram observados em homens no Health Professionals Study.[(177)]

Entre os índios Pima (um grupo com uma incidência particularmente elevada de DM2), o peso corporal aumentou gradualmente 30 kg (de 60 kg para 90 kg) nos anos anteriores ao diagnóstico de DM.[(178)]

A resistência à insulina, que é uma caraterística da DM2, resulta provavelmente de uma combinação de obesidade e factores genéticos. Num estudo de descendentes não diabéticos de dois pais com DM2, por exemplo, a sensibilidade à insulina foi semelhante à de indivíduos normais sem parentes de primeiro grau com DM2 com peso corporal próximo do ideal; no entanto, com graus crescentes de obesidade, a diminuição progressiva da sensibilidade à insulina foi muito mais pronunciada nos indivíduos com história familiar de DM2. (179)

Lee etal (2008)[(145)] relataram que o LMGB foi efectuado em 644 doentes que foram classificados em três grupos de acordo com o IMC: IMC baixo (IMC<40), moderado (IMC 40-50) e alto (IMC>50). O membro de bypass foi ajustado de acordo com o IMC pré-operatório do doente. Foi utilizado um membro de 150 cm para o IMC 35, com um aumento de 10 cm no membro de bypass a cada aumento de categoria de IMC, em vez de utilizar um membro fixo para todos os doentes. Os autores demonstraram que o membro de bypass para o bypass gástrico pode ser adaptado de acordo com o IMC pré-operatório de doentes com obesidade mórbida, com resultados satisfatórios nos resultados em doentes com IMC mais elevado. No entanto, a aplicação do bypass gástrico em doentes com IMC mais baixo deve ser feita com mais cuidado devido aos problemas nutricionais.

Kim et al (2011)[(88)], reforçaram a linha de agrafos do tubo gástrico com clips (Liga-clip, Ethicon Endo- Surgery Inc., Cincinnati, OH) para evitar hemorragias pós-operatórias. Com a intenção de excluir o intestino anterior e prevenir o refluxo biliar, uma sutura de ancoragem foi colocada adjacente à anastomose gastro-jejunal, atingindo uma angulação aguda no membro aferente e, simultaneamente, mantendo uma linha paralela entre o tubo gástrico longo e o membro eferente. Na presente série, a linha de agrafos foi reforçada com clips, mas foi efectuada uma sutura anti-torção.

Quan et al (2015)[(152)], referiram que as complicações como hérnia, estase gástrica e estenose aguda foram poucas. Rutledge[(87)] relatou duas hérnias de ferida (0,08%); Wang et al[(86)]

relataram uma estase gástrica que foi resolvida com nutrição parenteral total durante duas semanas e uma estase eferente no estudo de Kim et al[88] foi relatada e tratada de forma conservadora; uma estenose anastomótica exigiu dilatação endoscópica foi relatada por Chakhtoura et al[177]. Pelo contrário, tais complicações não foram encontradas no nosso estudo.

Carbajo et al (2005)[157], relataram 2/209 mortes, causadas por embolia pulmonar num caso e pneumonia nosocomial noutro. Rutledge[87] relatou uma morte por enfarte do miocárdio e outra por perfuração do cólon (2/2410). Wang et al[86], relataram que um doente morreu de fuga com sépsis e outro de hipoxia cerebral crónica. Lee et al[145] e Piazza et al[143] registaram uma morte na sua série, enquanto Musella et al[155] registaram uma morte por complicação relacionada com a cirurgia e uma por embolia pulmonar.

Kular et al (2014)[94] estudaram 1.054 pacientes consecutivos que foram submetidos a MGB de 2007 a 2013. Não demonstraram ocorrência de morte intraoperatória ou pós-operatória imediata. Dois pacientes morreram nos primeiros 30 dias pós-operatórios, um por infarto do miocárdio quatro semanas após a cirurgia e outro por mixedema levando a status epilepticus e coma uma semana após a MGB, dando uma taxa de mortalidade de 30 dias de 0,18%. Todas as operações foram efectuadas por via laparoscópica. Estes resultados são semelhantes aos do presente estudo, no qual se verificou uma morte por enfarte do miocárdio 13 semanas após a cirurgia.

Kular et al (2014)[94] também relataram uma taxa de complicações de 4,6%, com 14 pacientes (1,3%) com complicações precoces importantes, como: sangramento GI superior pós-operatório da anastomose, infeção da ferida e náusea/vômito. Quanto às complicações maiores, foram registadas duas fugas (0,1%) no prazo de 2 dias após a cirurgia. A úlcera marginal foi registada em cinco doentes (0,6%) durante o seguimento por dispepsia. A anemia foi a complicação tardia mais frequente, ocorrendo em 68 doentes (7,6%).

As complicações tardias registadas foram o refluxo, a úlcera marginal e a anemia por deficiência de ferro que podiam ser tratadas de forma conservadora. De notar que a anemia por deficiência de ferro pareceu ser mais comum: Rutledge et al[87] relataram 4,9% de doentes com anemia, enquanto Carbajo et al[157] relataram 8,1%. Dois estudos recentes de Kular et al[94] e Musella et al[155] também registaram incidências elevadas de anemia de 7,6% e 5,3%, respetivamente. No estudo de Wang et al[86], 41 doentes desenvolveram anemia, representando 28% dos doentes. Durante o acompanhamento, quase todos os casos puderam ser tratados com suplementos de ferro intravenosos ou orais.

Martino Guenzi et al (2015)[171], relataram que a taxa de complicações após OGBP foi de 15 (7,5% de complicações precoces e 7,5% de complicações tardias). Não houve diferença significativa na taxa de complicações entre pacientes diabéticos e não diabéticos. Apenas 5% das complicações ocorridas nos doentes diabéticos necessitaram de uma nova intervenção cirúrgica (vs. 3,2% no grupo não diabético); 2,5% foram precoces e 2,5% tardias.

Csendes et al (2010)[180], desenvolveram um sistema de classificação das fugas gástricas com base em três parâmetros: tempo de aparecimento após a cirurgia, magnitude ou gravidade e localização. As três categorias são as fugas precoces, que surgem 1-4 dias após a cirurgia, as fugas intermédias, que surgem 5-9 dias após a cirurgia, e as fugas tardias, que surgem no 10º dia ou mais após a cirurgia. A gravidade das fugas gástricas é ainda dividida em tipo I: subclínica, que surge como uma fuga local sem derrame ou disseminação, e tipo II: fugas que resultam em disseminação ou difusão para a cavidade abdominal ou pleural.

A etiologia por detrás da fuga ainda é obscura; no entanto, existe um consenso geral de que existem factores de risco locais que contribuem para uma fuga, tais como uma cicatrização prejudicada da linha de sutura devido a deiscência de agrafos, fluxo sanguíneo deficiente e infeção. Estes factores de risco contribuem para diminuir o fornecimento de oxigénio seguido de isquemia subsequente do tecido.[180] Baker sugere duas categorias principais de fugas: a fuga isquémica clássica, que tende a aparecer entre 5-6 dias após a cirurgia, e a vascular mecânica, que tende a aparecer dentro de 2 dias após a cirurgia.[181]

Atualmente, não existe um protocolo que mostre como gerir e tratar uma fuga gástrica. No entanto, a partir da literatura, existe um consenso coletivo entre os autores de que o momento do diagnóstico desempenha um papel importante na decisão sobre a invasividade e a urgência do tratamento. O diagnóstico precoce (<3 dias) demonstrou ter um melhor prognóstico quando tratado imediatamente por cirurgia: lavagem laparoscópica ou aberta, colocação de drenagem ou ressutura da fuga se o tecido ainda estiver numa fase inicial de inflamação. O diagnóstico tardio pode ser tratado de forma mais conservadora: colocação de um dreno, nutrição entérica, nulo per os (NPO), inibidor da bomba de protões em doses elevadas e antibióticos de largo espetro. Foi referido que as fugas gástricas extra-luminais, se não forem tratadas prontamente e corretamente, podem levar a fístula gástrico-cutânea, peritonite, abcesso, sépsis, falência de órgãos e morte.[182]

No presente estudo, verificou-se uma redução significativa do peso médio e do IMC durante o período de acompanhamento. O peso médio após 3 meses e 6 meses de pós-operatório foi de 111,70 ± 15,91 e 95,79 ± 12,12, respetivamente. A redução do IMC aos 3 meses e 6 meses de seguimento foi de 42,20 ± 6,31 e 36,29 ± 4,93, respetivamente. Relativamente à %EWL e EBMIL ao longo de todo o período de seguimento, a %EWL foi de 28,37 ± 5,74% e 49,86 ± 7,35% após 3 meses e 6 meses, respetivamente. O EBMIL foi de 32,41 ± 7,75 e 56,86 ± 10,34 após 3 meses e 6 meses, respetivamente.

Os nossos resultados de perda de peso foram semelhantes aos relatados por M. Victorzon el al (2015)[(183)] numa pesquisa sistemática da literatura sobre LMGB, as pesquisas foram realizadas entre janeiro e 13 de abril de 2014, mostraram percentagens de EWL de 35%, 51% e 63% após 3, 6 e 12 meses, respetivamente. O estudo prospetivo e randomizado de Rutledge et al[(89)] relatou uma EWL de 68% em 1 ano e uma média de 77% em 2 anos. Os resultados do presente estudo coincidem com os de Kular et al[(94)] do subcontinente indiano, que incluiu 1054 doentes com uma taxa de seguimento de 84% aos 6 anos. Estes autores registaram uma média de 48% e 85% de EWL aos 6 meses e 6 anos, respetivamente.

Musella et al (2014)[(155)], relataram a experiência italiana com resultados de 974 casos consecutivos numa revisão multicêntrica. A EWL aos 5 anos foi, em média, de 77%. Lee et al [(145)], relataram uma melhoria do EWL aos 5 anos de 73% em comparação com 60% após RYGB. No entanto, a taxa de seguimento na sua série de 1163 pacientes com MGB foi de apenas 56%. No estudo de Noun et al[(151)], 95% e 90% dos pacientes atingiram pelo menos 50% da LEC aos 18 e 60 meses, respetivamente, e a média da LEC foi de 69,9% em 1 ano e 68,6% em 5 anos. No único RCT que comparou LRYGB com LMGB, as percentagens de EWL a 1 e 2 anos foram de 58,7% e 60% no grupo LRYGB, e 64,9% e 64,4% no grupo LMGB.[(84)] Estas diferenças não foram consideráveis, mas significativamente mais doentes atingiram EWL > 50% no grupo LMGB (95%) comparado com o grupo LRYGB (75%). Os resultados primários de um hospital universitário francês especializado em cirurgia da obesidade mostraram percentagens de EWL de 35%, 51% e 63% após 3, 6 e 12 meses, respetivamente[(172)] (Tabela 14).

**Quadro 14:** % EWL nas maiores séries publicadas de MGB

| | **Musella et al**(155) | **Rutledge et al**(87) | **Kular et al**(94) | **Noun et al**(151) | **Chevallier et al**(172) | **Lee et al**(145) |
|---|---|---|---|---|---|---|
| % do LER a 1 ano | 70.1 ± 8.35 | 80% | 85% | 69.9 ± 23.1 | 63± 14 | 64,9± 9,5 |
| % de EWL aos 3 anos | 81.5 ± 4.95 | - | 88% | 72.2 ± 22 | - | - |
| % do LER aos 5 anos | 77 ± 5.14 | - | 85% | 68.6 ± 21.9 | - | 72,9± 19,3 |

Disse et al (2014)(95), comparou a perda de peso com LMGB com RYGBP, e relatou um EBMIL% significativamente maior no grupo MGB versus o grupo RYGBP. O EBMIL% médio obtido aos 6 meses com o procedimento MGB (76,3%) foi equivalente ao EBMIL% médio obtido aos 12 meses com o procedimento RYGBP (71%). A EBMIL% a 1 ano foi de 89% no grupo MGB e de 71% no grupo RYGBP ($p<0,002$). O IMC foi mais baixo no grupo MGB aos 6 meses (28,8 vs 32,3 kg $m^2$, $p<0,001$) e aos 12 meses (26,89 vs 30,40 kg $m^2$, $p<0,002$). Ele demonstrou que o procedimento MGB estava associado a um maior EBMIL a 1 ano.

Mahawar et al (2013)(184), publicou uma revisão sistemática sobre MGB e relatou uma EWL% de 76, 74,6, e 71% aos 12, 18-24, e 60 meses, respetivamente. No estudo retrospetivo de Lee et al (85) relataram que os pacientes com MGB tiveram uma perda de peso significativamente melhor em 5 anos (72,9%).

Lee et al (2011)(170), estudaram 60 pacientes que foram randomizados para receber SAGB laparoscópica (N=30) ou SG laparoscópica. A SG (n=30) de 2007 a 2008. Ambos os grupos demonstraram que 5 anos após a cirurgia; tiveram uma redução acentuada do peso corporal e melhoria de outros distúrbios metabólicos associados, incluindo redução do tamanho da cintura, pressão arterial, insulina e lípidos no sangue. A perda de peso foi semelhante entre os grupos ao longo dos 5 anos. A perda de peso média após SAGB foi de 22,8% (5,9%) do peso inicial aos 5 anos, sem uma diferença significativa quando comparada com a redução de 20,1% (5,3) após SG. A SAGB obteve um IMC médio significativamente mais baixo do que a GS (23,3 vs. 25,1 Kg/$m^2$) aos 5 anos após a cirurgia.

De Carvalho et al (2009)(185), estudaram 11 pacientes obesos mórbidos com tolerância normal à glicose (TNG) (IMC, 46,1±2,27 g/$m^2$) e oito pacientes obesos com metabolismo anormal da glicose (AGM) (IMC, 51,20 kg/$m^2$) submetidos à restrição alimentar e cirurgia bariátrica. Estudo prospetivo sobre as alterações da perda de peso, sobre os níveis de glicose, metabolismo da insulina, GLP-1 e adiponectina foram avaliados pelo teste oral de tolerância à glicose durante três períodos: T1 (primeira avaliação), T2 (pré-cirurgia) e T3 (9 meses após a cirurgia). Os resultados relataram que o nível sérico de GLP-1 foi semelhante para ambos os grupos nos períodos T1 e T2, mas 9 meses após a cirurgia, aos 30 e 60 minutos, os níveis aumentaram significativamente em ambos os grupos. Foi observado que o grupo AGM teve uma maior secreção de GLP-1 aos 30 minutos quando comparado com o grupo NGT. Concluíram que a perda de peso cirúrgica leva à melhoria do metabolismo dos hidratos de carbono pela melhoria da sensibilidade à insulina, reduzindo a diabetes tipo 2. Essa melhora também foi expressa pela melhora dos níveis de adiponectina e dos níveis de GLP-1. Ressaltamos que o grau de perda de peso exerceu grande influência na melhora metabólica. O grupo AGM apresentou normalização da curva glicêmica, da insulina, melhora da sensibilidade à insulina, além de maior melhora nos níveis de adiponectina e aumento do GLP-1.O presente estudo mostrou aumento significativo dos níveis de GLP-1 após seis meses de pós-operatório, passando de 2,21 ± 0,50 para 9,86 ± 0,84.

O mecanismo subjacente à remissão da diabetes mellitus após procedimentos cirúrgicos de GB é intrigante. Foram propostos quatro mecanismos possíveis, incluindo a hipótese da fome seguida de perda de peso, a hipótese da grelina, a hipótese do intestino inferior (intestino grosso) e a hipótese do intestino superior (intestino anterior).[(170)] Nenhuma destas teorias exclui necessariamente as outras, pelo que qualquer combinação pode ser operacional até certo ponto; por conseguinte, é difícil conceber um estudo para elucidar o mecanismo exato, o atalho intestinal acelera a entrega dos nutrientes ingeridos e aumenta o nível de GLP-1, conduzindo assim a uma maior secreção de insulina. Este mecanismo poderia também explicar o aumento da massa das células β que se pensa acompanhar a hipoglicemia hiperinsulinémica no pós-operatório.[(186)]

Kim et al (2014)[(169)], estudaram 12 pacientes não obesos com diabetes mal controlada que foram submetidos à cirurgia de LMGB. Os valores relacionados com a diabetes, incluídos foram os níveis de incretina GIP e GLP-1, medidos antes e 1 mês após a cirurgia e mostraram um aumento significativo nos níveis de GLP-1 total e GLP-1 ativo um mês após a cirurgia e diminuíram significativamente os níveis de GIP. Todas as alterações ocorreram independentemente da duração da DMT2.

Lee et al (2014)[(156)], constataram que o SAGB e a SG podem aumentar rapidamente o efeito da incretina sem corte, e este efeito persiste até 5 anos e demonstrou que o SAGB teve um efeito de incretina significativamente melhor do que a SG num seguimento mais longo. A melhoria do efeito da incretina pode ser explicada pelo aumento dos níveis séricos de GLP-1. Um efeito de incretina reduzido ou ausente foi demonstrado em pacientes com T2DM e é considerado uma consequência e não uma causa da diabetes. As alterações das hormonas intestinais foram investigadas no mesmo grupo 2 anos após a cirurgia e verificou-se um aumento robusto da secreção de insulina e respostas elevadas de GLP-1 pós-refeição nos grupos SAGB e SG, mas os doentes SAGB apresentaram uma resposta de GLP-1 ligeiramente superior à dos doentes SG. Também referiram que a diferença no efeito da incretina não correspondia à secreção global de insulina, os grupos SG e SAGB tinham a mesma quantidade de secreção de insulina, mas o grupo SAGB tinha um pico inicial de secreção de insulina mais elevado, o que pode contribuir para a melhoria do efeito da incretina encontrado.

# RESUMO

A diabetes mellitus representa uma pandemia em expansão que contribui de forma significativa para a morbilidade e mortalidade a nível mundial. Atualmente, cerca de 240 milhões de pessoas sofrem desta doença, 90% a 95% com DMT2, e prevê-se que este número ultrapasse os 380 milhões até 2025. [(2)] A diabetes é responsável pela redução da esperança de vida e por incapacidades ao longo da vida, como a cegueira, a amputação e a diálise renal. Um controlo glicémico rigoroso minimiza as complicações microvasculares; no entanto, as complicações macrovasculares e a mortalidade cardiovascular continuam a ser difíceis de resolver, mesmo com uma terapêutica intensiva de redução da glicose. Além disso, apesar dos avanços substanciais na farmacoterapia e na gestão da doença, um grande número de doentes permanece inadequadamente controlado, sendo rara a remissão completa da hiperglicemia e das alterações metabólicas associadas.

Perante a escalada da crise global da diabetes, os prestadores de cuidados de saúde necessitam de um arsenal de intervenções terapêuticas tão potente quanto possível. Embora tenham sido introduzidos numerosos agentes farmacêuticos novos para a remissão da diabetes, as taxas de sucesso a longo prazo do controlo glicémico através da modificação do estilo de vida e da terapêutica médica continuam a ser decepcionantes. Além disso, a maioria dos medicamentos para a diabetes promove o aumento de peso, e a sua utilização para conseguir um controlo glicémico rigoroso introduz um risco proporcional de hipoglicemia.

A primeira Cimeira de Cirurgia da Diabetes teve lugar em Roma, em março de 2007, para desenvolver orientações para a utilização da cirurgia gastrointestinal no tratamento da DM2. Em 2009, a ADA mencionou pela primeira vez a terapia cirúrgica para o tratamento do T2DM. Em 2011, a IDF publicou a sua declaração de posição mencionando que a cirurgia bariátrica era uma opção aceite para doentes com DMT2 com IMC $\geq 35$ kg/m$^2$, e poderia ser considerada uma terapia alternativa para doentes com IMC $< 35$ kg/m$^2$ que não respondem à terapia médica padrão.

O objetivo deste trabalho foi investigar o papel do bypass mini-gástrico laparoscópico no controlo da diabetes mellitus tipo 2 em pacientes obesos e não obesos. Este estudo foi efectuado em 30 doentes adultos consecutivos com DM2 internados na Unidade de Cabeça e Pescoço e Endócrina, Departamento de Cirurgia, Faculdade de Medicina, Alexandria Main University Hospital.

O IMC dos 30 doentes com DMT2 incluídos neste estudo foi de 49,76 ± 6,61. Vinte e seis

(86,7%) doentes eram do sexo feminino e quatro (13,3%) do sexo masculino. A idade variou entre 29-50 anos, com média de 40,70 ± 8,57 anos. A duração média do DM foi de 2,49 ± 2,75 anos.

Antes da cirurgia, 26 (86,7%) doentes tomavam medicamentos hipoglicemiantes orais, 2 (6,7%) tomavam insulina e os restantes dois doentes tomavam ambos. Além disso, 18 doentes (60%) tomavam medicamentos anti-hipertensores e 11 (36,7%) tomavam agentes hipolipemiantes.

O tempo médio de cirurgia foi de 114,63 ± 23,73 minutos (variação de 80-180 minutos). As complicações mais importantes foram o extravasamento gástrico e a hemorragia, que ocorreram em dois doentes (6,67%) cada.

O procedimento MGB permitiu uma melhoria significativa do metabolismo da glucose em comparação com os valores pré-operatórios. O nível médio de FBG diminuiu significativamente de 238,20 ± 55,57 mg/dL no pré-operatório para 106,03 ± 49,22 mg/dL no pós-operatório ($p<0,001$), e a HbA1c de 7,86 ± 0,77 para 5,50 ± 0,85 ($p<0,001$). Também se registou um aumento significativo do GLP-1 pós-prandial, atingindo uma média de 9,86 ± 0,84 pmol/L em comparação com 2,21 ± 0,50pmol/l pmol/L no pré-operatório ($p<0,001$).

A remissão completa da DM2 foi conseguida em 26 doentes (89,7%) e uma melhoria parcial num (3,3%), nos primeiros 6 meses.

A partir do primeiro mês de pós-operatório e até aos 6 meses, registou-se uma diminuição estatisticamente significativa do IMC ($p<0,05$). A percentagem média de perda de excesso de peso dos doentes (EWL%) aumentou significativamente de 11,35 ± 2,29 no primeiro mês de pós-operatório para 49,86 ± 7,35 aos 6 meses ($p<0,05$). Além disso, verificou-se uma melhoria evidente das comorbilidades relacionadas com a obesidade. No pós-operatório, 14 doentes (86,3%, 14/18) suspenderam a medicação anti-hipertensora e 10 (90%, 10/11) deixaram de utilizar agentes hipolipemiantes após a redução significativa dos níveis séricos de colesterol e triglicéridos.

Não se verificou mortalidade no período perioperatório; no entanto, um doente (3,3%) faleceu após 13 semanas devido a enfarte do miocárdio.

A MGB é um procedimento cirúrgico eficaz no controlo da DMT2, com uma remissão completa que atinge quase 90% em 6 meses.

# CONCLUSÕES

A MGB é um procedimento cirúrgico eficaz no controlo da DMT2, com uma remissão completa de quase 90% em 6 meses em doentes obesos. Uma intervenção mais precoce produz melhores resultados. Devido à sua baixa taxa de complicações, a MGB pode ser considerada preferível para os doentes com DMT2.

> Verificou-se que o GLP-1 sérico pós-prandial aumentou significativamente após o MGB.

> Registou-se uma redução significativa do IMC médio, da %EWL e da %BMIL.

> Verificou-se uma melhoria evidente das comorbilidades associadas, como a hipertensão, a dislipidemia e a osteoartrite.

> A mortalidade global foi nula na MGB.

# RECOMENDAÇÕES

> São necessários estudos a longo prazo ($\geq$ 5 anos) com um maior número de doentes, estudando diferentes grupos de doentes de acordo com o IMC, a idade e a duração da diabetes, para aperfeiçoar a indicação da operação e aumentar o seu benefício no que respeita à diabetes.

> Esta operação pode ser uma alternativa popular para os cirurgiões que realizam a gastrectomia em manga para doentes diabéticos e que comem doces, tendo em conta a sua relativa simplicidade e o curto tempo de operação que pode servir como atualização natural para a gastrectomia em manga.

# REFERÊNCIAS

1. Federação Internacional de Diabetes (IDF). Atlas de Diabetes da IDF. 6Thed. IDF 2013. Disponível em: https://www.idf.org/sites/default/files/EN_6E_Atlas_Full_0.pdf.[Acesso ed Em: 18 Mar, 2016].

2. Shaw JE, Sicree RA, Zimmet PZ. Global estimates of the prevalence of diabetes for 2010 and 2030. Diabetes Res Clin Pract;87(1):4-14.

3. Lebovitz HE. Ciência, resultados clínicos e a popularização da cirurgia da diabetes. Curr Opin Endocrinol Diabetes Obes 2012;19(5):359-66.

4. Gaede P, Lund-Andersen H, Parving HH, Pedersen O. Effect of a multifatorial intervention on mortality in type 2 diabetes. N Engl J Med 2008;358(6):580-91.

5. Dixon JB, Zimmet P, Alberti KG, Rubino F, em nome do Grupo de Trabalho da Federação Internacional de Diabetes sobre E, Prevenção. Bariatric surgery: an IDF statement for obese Type 2 diabetes. Diab Med 2011;28(6):628-42.

6. Stark Casagrande S, Fradkin JE, Saydah SH, Rust KF, Cowie CC. A prevalência do cumprimento das metas de A1C, pressão arterial e LDL entre pessoas com diabetes, 1988-2010. Diabetes Care 2013;36(8):2271-9.

7. Grant RW, Buse JB, Meigs JB. Qualidade dos cuidados com a diabetes nas universidades dos EUA
centros médicos: baixas taxas de mudança de regime médico. Diabetes Care 2005;28(2):337-442.

8. Gregg EW, Cheng YJ, Saydah S, Cowie C, Garfield S, Geiss L, et al. Tendências nas taxas de mortalidade entre adultos norte-americanos com e sem diabetes entre 1997 e 2006: resultados do National Health Interview Survey. Diabetes Care 2012;35(6):1252-7.

9. Arterburn DE, O'Connor PJ. A look ahead at the future of diabetes prevention and treatment. JAMA 2012;308(23):2517-8.

10. Carlsson LM, Peltonen M, Ahlin S, Anveden A, Bouchard C, Carlsson B, et al. Cirurgia bariátrica e prevenção da diabetes tipo 2 em indivíduos obesos suecos. N Engl J Med 2012;367(8):695-704.

11. Cohen R, Caravatto P, Petry T. 39 operações metabólicas inovadoras. In: Brethauer SA, Schauer PR, Schirmer BD (eds). Cirurgia bariátrica minimamente invasiva. New York: Springer; 2015. 363-70.

12. Pajecki D, Riccioppo D, Kawamoto F, Santo M. Opções cirúrgicas na Diabetes Tipo 2. In: Faintuch J, Faintuch S (eds). Obesidade e diabetes Nova Iorque: Springer International Publishing; 2015. 111-29.

13. Associação Americana de Diabetes. Diagnóstico e classificação da diabetes mellitus. Diabetes Care 2012;35(Suppl 1):S64-71.

14. Associação Americana de Diabetes. Diagnóstico e classificação da diabetes mellitus. Diabetes Care 2013;36(Suppl 1):S67-74.

15. Carrera Boada CA, Martinez-Moreno JM. Fisiopatologia da diabetes mellitus tipo 2: para além do duo "resistência à insulina-défice de secreção". Nutr Hosp 2013;28(Suppl 2):78-87.

16. Mari A, Wahren J, DeFronzo RA, Ferrannini E. Glucose absorption and production following oral glucose: comparison of compartmental and arteriovenous-difference methods. Metabolism 1994;43(11):1419-25.

17. Defronzo RA. Pathogenesis of type 2 diabetes: metabolic and molecular implications for identifying diabetes genes. Diabetes Rev 1997;5:177-269.

18. Bergman RN. Ácidos gordos não esterificados e o fígado: porque é que a insulina é segregada na veia porta? Diabetologia 2000;43(7):946-52.

19. Bays H, Mandarino L, DeFronzo RA. Role of the adipocyte, free fatty acids, and ectopic fat in pathogenesis of type 2 diabetes mellitus: peroxisomal proliferator-activated recetor agonists provide a rational therapeutic approach. J Clin Endocrinol Metab 2004;89(2):463-78.

20. Genuth S, Alberti KG, Bennett P, Buse J, Defronzo R, Kahn R, et al. Relatório de acompanhamento do diagnóstico de diabetes mellitus. Diabetes Care 2003;26(11):3160-7.

21. Færch K, Borch-Johnsen K, Holst JJ, Vaag A. Fisiopatologia e etiologia da glicemia de jejum diminuída e da tolerância à glucose diminuída: é importante para a prevenção e tratamento da diabetes tipo 2? Diabetologia 2009;52(9):1714-23.

22. Comuzzie AG, Williams JT, Martin LJ, Blangero J. Searching for genes underlying normal variation in human adiposity. J Mol Med (Berl) 2001;79(1):57-70.

23. Dvorak RV, DeNino WF, Ades PA, Poehlman ET. Caraterísticas fenotípicas associadas à resistência à insulina em mulheres jovens metabolicamente obesas mas com peso normal. Diabetes 1999;48(11):2210-4.

24. Boden G. Role of fatty acids in the pathogenesis of insulin resistance and NIDDM.

Diabetes 1997;46(1):3-10.

25. Farilla L, Hui H, Bertolotto C, Kang E, Bulotta A, Di Mario U, et al. Glucagon-like peptide-1 promove o crescimento das células das ilhotas e inibe a apoptose em ratos diabéticos Zucker. Endocrinology 2002;143(11):4397-408.

26. Nauck MA, Heimesaat MM, Orskov C, Holst JJ, Ebert R, Creutzfeldt W. Preservação da atividade incretina do péptido 1 semelhante ao glucagon [7-36 amida] mas não do polipéptido inibidor gástrico humano sintético em doentes com diabetes mellitus tipo 2. J Clin Invest 1993;91(1):301-7.

27. Meier JJ. Agonistas do recetor GLP-1 para o tratamento individualizado da Diabetes mellitus tipo 2. Nat Rev Endocrinol 2012;8(12):728-42.

28. Nauck MA, Vardarli I, Deacon CF, Holst JJ, Meier JJ. Secreção do péptido-1 semelhante ao glucagon (GLP-1) na diabetes tipo 2: o que está a subir, o que está a descer? Diabetologia 2011;54(1):10-8.

29. Odom J, Zalesin KC, Washington TL, Miller WW, Hakmeh B, Zaremba DL, et al. Behavioral predictors of weight regain after bariatric surgery. Obes Surg 2010;20(3):349-56.

30. Smyth-Osbourne A PC, Graham J,. Controlo intensivo da glicose no sangue com sulfonilureias ou insulina em comparação com o tratamento convencional e risco de complicações em doentes com diabetes tipo 2 (UKPDS 33). Lancet 1998;352(9131):837-53.

31. Murray P, Chune G, Raghavan V. Legacy effects from DCCT and UKPDS: what they mean and implications for future diabetes Trials. Curr Atheroscler Rep 2010;12(6):432-9.

32. Bloomgarden ZT. Doença cardiovascular e tratamento glicémico. Diabetes Care 2010;33(11):e134-9.

33. Patel A, MacMahon S, Chalmers J, Neal B, Billot L, Woodward M, et al. Intensive blood glucose control and vascular outcomes in patients with Type 2 Diabetes. N Engl J Med 2008;358(24):2560-72.

34. Duckworth W, Abraira C, Moritz T, Reda D, Emanuele N, Reaven PD, et al. Controlo da glicose e complicações vasculares em veteranos com diabetes tipo 2. N Engl J Med 2009;360(2):129-39.

35. Grupo de estudo Action to Control Cardiovascular Risk in Diabetes. Effects of intensive glucose lowering in Type 2 diabetes. N Engl J Med 2008;358(24):2545-59.

36. Marks J. Management of Type 2 diabetes mellitus. In: Skyler J (ed). Atlas of diabetes.

New York: Springer; 2012. 167-91.

37. Feinglos MN, Bethel MA. Diabetes mellitus tipo 2: An evidence-based approach to practical management. Nova Iorque: Humana Press; 2008.

38. Pories WJ, Mehaffey JH, Staton KM. O tratamento cirúrgico da Diabetes mellitus tipo 2. Surg Clinic N Am 2011;91(4):821-36.

39. Hickey MS, Pories WJ, MacDonald KG, Cory KA, Dohm GL, Swanson MS, et al. Um novo paradigma para a diabetes mellitus tipo 2: poderá ser uma doença do intestino anterior? Ann Surg 1998;227(5):637-44.

40. Rubino F, Marescaux J. Effect of duodenal-jejunal exclusion in a nonobese animal model of type 2 diabetes: a new perspective for an old disease. Ann Surg 2004;239(1):1-11.

41. Leyton O. Diabetes e operação..: Uma nota sobre o efeito da gastrojejunostomia num caso de diabetes mellitus ligeira com um baixo limiar renal. Lancet 1925;206(5336):1162-3.

42. Rubino F. Cirurgia da diabetes. In: Lucchese M, Scopinaro N (eds). Minimally invasive bariatric and metabolic surgery (Cirurgia bariátrica e metabólica minimamente invasiva). New York: Springer; 2015. 81-97.

43. Buchwald H, Varco RL. Metabolic surgery. New York: Grune & Stratton; 1978.

44. Bagger JI, Knop FK, Lund A, Vestergaard H, Holst JJ, Vilsboll T. Regulação prejudicada do efeito da incretina em pacientes com diabetes tipo 2. J Clin Endocrinol Metab 2011;96(3):737-45.

45. Dirksen C, Hansen DL, Madsbad S, Hvolris LE, Naver LS, Holst JJ, et al. A tolerância à glicose diabética pós-prandial é normalizada pela alimentação com bypass gástrico em oposição à alimentação gástrica e está associada a uma secreção exagerada de GLP-1: um relato de caso. Diabetes Care 2010;33(2):375-7.

46. Pilichiewicz AN, Chaikomin R, Brennan IM, Wishart JM, Rayner CK, Jones KL, et al. Efeitos dependentes da carga de glucose duodenal na glicemia, hormonas gastrointestinais, motilidade antropiloroduodenal e ingestão de energia em homens saudáveis. Am J Physiol Endocrinol Metab 2007;293(3):E743-53.

47. Deitel M. Update: Why diabetes does not resolve in some patients after bariatric surgery. Obes Surg 2011;21(6):794-6.

48. Buchwald H, Estok R, Fahrbach K, Banel D, Jensen MD, Pories WJ, et al. Peso e diabetes tipo 2 após cirurgia bariátrica: revisão sistemática e meta-análise. Am J Med

2009;122(3):248-56.

49. Dixon JB, O'Brien PE. Health outcomes of severe obese type 2 diabetic subjects 1 year after laparoscopic adjustable gastric banding. Diabetes Care 2002;25(2):358-63.

50. Schauer PR, Burguera B, Ikramuddin S, Cottam D, Gourash W, Hamad G, et al. Efeito do bypass gástrico laparoscópico em Y de Roux na diabetes mellitus tipo 2. Ann Surg 2003;238(4):467-85.

51. Kremen AJ, Linner JH, Nelson CH. Uma avaliação experimental da importância nutricional do intestino delgado proximal e distal. Ann Surg 1954;140(3):439.

52. Thomusch O. História da Obesidade e da Cirurgia Metabólica. In: Karcz WK, Thomusch O (eds). Princípios da cirurgia metabólica. Berlim, Alemanha: Springer- Verlag Berlin Heidelberg; 2012. 3-12.

53. Payne JH, DeWind LT. Surgical treatment of obesity (Tratamento cirúrgico da obesidade). Am J Surg 1969;118(2):141-7.

54. Griffen W, Bivins B, Bell R. The decline and fall of the jejunoileal bypass (O declínio e a queda do bypass jejunoileal). Surg Gynecol Obstet 1983;157(4):301-8.

55. Dexter SPL, Deitel M. Perspectivas históricas da cirurgia bariátrica. In: Agrawal S (ed). Obesity, bariatric and metabolic surgery: Um guia prático. Cham: Springer International Publishing; 2016. 53-63.

56. Mason EE, Ito C. Gastric bypass in obesity. Surg Clin North Am 1967;47(6):1345-51.

57. Griffen WO, Jr., Young VL, Stevenson CC. A prospective comparison of gastric and jejunoileal bypass procedures for morbid obesity (Uma comparação prospetiva de procedimentos de bypass gástrico e jejunoileal para obesidade mórbida). Ann Surg 1977;186(4):500-9.

58. Fobi MA, Lee H, Holness R, Cabinda D. Gastric bypass operation for obesity. World J Surg 1998;22(9):925-35.

59. Fobi MA, Lee H. A técnica cirúrgica da operação Fobi-Pouch para obesidade (o bypass gástrico vertical silástico transeccionado). Obes Surg 1998;8(3):283-8.

60. Scopinaro N, Gianetta E, Civalleri D, Bonalumi U, Bachi V. Bypass bilio-pancreático para a obesidade: II. Experiência inicial no homem. Br J Surg 1979;66(9):618-20.

61. Hess D, Hess D. Biliopancreatic diversion with a duodenal switch. Obes Surg

1998;8(3):267-82.

62. Printen KJ, Mason EE. Cirurgia gástrica para alívio da obesidade mórbida. Arch Surg 1973;106(4):428-31.

63. Mason EE. Gastroplastia com banda vertical para obesidade. Arch Surg 1982;117(5):701-6.

64. Oria HE, Moorehead MK. Sistema atualizado de análise bariátrica e de resultados de relatórios (BAROS). Surg Obes Relat Dis 2009;5(1):60-6.

65. Suresh K. An overview of randomization techniques: an unbiased assessment of outcome in clinical research. J Hum Reprod Sci 2011;4(1):8.

66. Wilkinson LH, Peloso OA. Redução gástrica (reservatório) para obesidade mórbida. Arch Surg 1981;116(5):602-5.

67. Belachew M, Legrand M, Vincent V, Deffechereux T, Jourdan J, Monami B, et al. Colocação laparoscópica de banda gástrica ajustável de silicone no tratamento da obesidade mórbida: como fazer. Obes Surg 1995;5(1):66-70.

68. Baltasar A, Serra C, Pérez N, Bou R, Bengochea M, Ferri L. Gastrectomia laparoscópica em manga: uma operação bariátrica polivalente. Obes Surg 2005;15(8):1124-8.

69. Deitel M, Crosby RD, Gagner M. A primeira cimeira internacional de consenso para a gastrectomia em manga (SG), Nova Iorque, 25-27 de outubro de 2007. Obes Surg 2008;18(5):487-96.

70. Conferência dos NIH. Cirurgia gastrointestinal para obesidade grave. Painel da Conferência de Desenvolvimento de Consenso. Ann Intern Med 1991;115(12):956-61.

71. Buchwald H, Oien DM. Cirurgia metabólica/bariátrica em todo o mundo 2011. Obes Surg 2013;23(4):427-36.

72. Rubino F, Forgione A, Cummings DE, Vix M, Gnuli D, Mingrone G, et al. O mecanismo de controlo da diabetes após a cirurgia de bypass gastrointestinal revela um papel do intestino delgado proximal na fisiopatologia da diabetes tipo 2. Ann Surg 2006;244(5):741-9.

73. Cummings DE, Overduin J, Foster-Schubert KE, Carlson MJ. Papel do intestino proximal desviado nos efeitos anti-diabéticos da cirurgia bariátrica. Surg Obes Relat Dis 2007;3(2):109-15.

74. Waddell W, Wang C. Experimental studies in human gastric physiology-i. The effect

of fat upon gastric evacuation after partial gastrectomy. Ann NY Acad Sci 1952;56(1):083-92.

75. Scopinaro N, Adami GF, Marinari GM, Gianetta E, Traverso E, Friedman D, et al. Biliopancreatic diversion. World J Surg 1998;22(9):936-46.

76. Dan A, Lynch R. 4 história da cirurgia bariátrica e metabólica. In: Brethauer SA, Schauer PR, Schirmer BD (eds). Minimally invasive bariatric surgery. New York: Springer; 2015. 39-48.

77. Pata G, Crea N, Di Betta E, Bruni O, Vassallo C, Mittempergher F. Desvio biliopancreático com gastroplastia transitória e switch duodenal: resultados a longo prazo de um estudo multicêntrico. Surgery 2013;153(3):413-22.

78. Karamanakos SN, Vagenas K, Kalfarentzos F, Alexandrides TK. Weight loss, appetite suppression, and changes in fasting and postprandial ghrelin and peptide-YY levels after Roux-en-Y gastric bypass and sleeve gastrectomy: Um estudo prospetivo, duplamente cego. Ann Surg 2008;247(3):401-7.

79. Sasaki A, Wakabayashi G, Yonei Y. Estado atual da cirurgia bariátrica no Japão e eficácia na obesidade e diabetes. J Gastroenterol 2014;49(1):57-63.

80. Deitel M. História da cirurgia bariátrica. In: Korenkov M (ed). Bariatric surgery. Philadelphia: Springer; 2012. 1-9.

81. Kota SK, Ugale S, Gupta N, Naik V, Kumar KV, Modi KD. Interposição ileal com gastrectomia em manga para tratamento da Diabetes mellitus tipo 2. Indian J Endocrinol Metab 2012;16(4):589-98.

82. Santoro S, Milleo F, Malzoni C, Klajner S, Borges PM, Santo M, et al. Alterações entero-hormonais após adaptação digestiva: Resultados de cinco anos de uma proposta cirúrgica para tratamento da obesidade e doenças associadas. Obes Surg 2008;18(1):17-26.

83. Santoro S, Castro LC, Velhote MCP, Malzoni CE, Klajner S, Castro LP, et al. Gastrectomia em manga com bipartição de trânsito: Uma intervenção potente para a síndrome metabólica e obesidade. Ann Surg 2012;256(1):104-10.

84. Lee WJ, Huang MT, Wang W, Lin CM, Chen TC, Lai IR. Effects of obesity surgery on the metabolic syndrome (Efeitos da cirurgia da obesidade na síndrome metabólica). Arch Surg 2004;139(10):1088-92.

85. Lee W-J, Yu P-J, Wang W, Chen T-C, Wei P-L, Huang M-T. Bypass laparoscópico em Y de Roux versus bypass mini-gástrico para o tratamento da obesidade mórbida: Um

ensaio clínico prospetivo, aleatório e controlado. Ann Surg 2005;242(1):20-8.

86. Wang W, Wei P-L, Lee Y-C, Huang M-T, Chiu C-C, Lee W-J. Resultados a curto prazo do bypass mini-gástrico laparoscópico. Obes Surg 2005;15(5):648-54.

87. Rutledge R, Walsh T. Continuação de excelentes resultados com o bypass mini-gástrico: Estudo de seis anos em 2.410 pacientes. Obes Surg 2005;15(9):1304-8.

88. Kim Z, Hur K. Bypass mini-gástrico laparoscópico para diabetes tipo 2: O Relatório Preliminar. World J Surg 2011;35(3):631-6.

89. Rutledge R. The Mini-Gastric Bypass: Experience with the First 1,274 Cases. Obes Surg 2001;11(3):276-80.

90. Fisher BL, Buchwald H, Clark W, Champion JK, Fox SR, MacDonald KG, et al. Controvérsia sobre o bypass mini-gástrico. Obes Surg 2001;11(6):773-7.

91. Rutledge R, Kular KS, Deitel M. Cirurgia laparoscópica de bypass mini-gástrico (One- Anastomosis). In: Agrawal S (ed). Obesity, bariatric and metabolic surgery: Um guia prático. Cham: Springer International Publishing; 2016. 415-23.

92. Shim JH, Oh SI, Yoo HM, Jeon HM, Park CH, Song KY. Gastrojejunostomia em Y de Roux após Gastrectomia Distal Totalmente Laparoscópica: Comparação com a Reconstrução Billorth II. Surg Laparosc Endosc Percutan Tech 2014;24(5):448-51.

93. Zang L. [Reconstrução após gastrectomia laparoscópica para cancro gástrico]. Zhonghua Wei Chang Wai Ke Za Zhi 2012;15(8):787-9.

94. Kular K, Manchanda N, Rutledge R. Uma experiência de 6 anos com 1.054 bypasses mini-gástricos - primeiro estudo do subcontinente indiano. Obes Surg 2014;24(9):1430-5.

95. Disse E, Pasquer A, Espalieu P, Poncet G, Gouillat C, Robert M. Maior perda de peso com o bypass de alça ómega em comparação com o bypass gástrico em Y de Roux: um estudo comparativo. Obes Surg 2014;24(6):841-6.

96. Zervos EE, Agle SC, Warren AJ, Lang CG, Fitzgerald TL, Dar M, et al. A melhoria da necessidade de insulina em pacientes submetidos a bypass duodenal por razões que não a obesidade implica factores do intestino anterior na fisiopatologia da diabetes tipo II. J Am Coll Surg 2010;210(5):564-72.

97. Lee W, Ahn SH, Lee JH, Park DJ, Lee H-J, Kim H-H, et al. Estudo comparativo da resolução da diabetes mellitus de acordo com o tipo de reconstrução após gastrectomia em pacientes com cancro gástrico com diabetes mellitus. Obes Surg 2012;22(8):1238-43.

98. Maggard MA, Shugarman LR, Suttorp M, Maglione M, Sugerman HJ, Livingston EH, et al. Meta-análise: tratamento cirúrgico da obesidade. Ann Intern Med 2005;142(7):547-59.

99. Glazebrook A, Welbourn RB. Some observations on the function of the small intestine after gastrectomy (Algumas observações sobre a função do intestino delgado após gastrectomia). Br J Surg 1952;40(160):111-7.

100. Clinical Trials. gov. Um estudo que compara billroth ii com reconstrução roux-en-y para cancro gástrico (SCAR). ClinicalTrials.gov [Citado em: 12 Abr, 2012]. Disponível em: https://clinicaltrials.gov/show/NCT01257711. [Acedido em: 12 Abr, 2016].

101. Davidson ED, Hersh T. Bile reflux gastritis: Contribuição do esvaziamento gástrico inadequado. Am J Surg 1975;130(5):514-8.

102. Salameh JR, Schmieg RE, Jr., Runnels JM, Abell TL. Gastroparesia refractária após bypass gástrico em Y de Roux: tratamento cirúrgico com pacemaker implantável. J Gastrointest Surg 2007;11(12):1669-72.

103. Shimoda M, Kubota K, Katoh M, Kita J. Effect of billroth II or Roux-en-Y reconstruction for the gastrojejunostomy on delayed gastric emptying after pancreaticoduodenectomy: a randomized controlled study. Ann Surg 2013;257(5):938-42.

104. Dirksen C, Damgaard M, Bojsen-MOller K, JOrgensen N, Kielgast U, Jacobsen S, et al. Esvaziamento rápido da bolsa, atraso no trânsito do intestino delgado e respostas hormonais intestinais exageradas após o bypass gástrico em Y de Roux. Neurogastroenterol Motil 2013;25(4):346-e255.

105. Suzuki S, Ramos EJ, Goncalves CG, Chen C, Meguid MM. Alterações nas hormonas gastrointestinais e seu efeito no esvaziamento gástrico e tempos de trânsito após bypass gástrico em Y de Roux em modelo de rato. Cirurgia 2005;138(2):283-90.

106. Hermann G, Axtell HK, Starzl TE. Absorção de gordura e a alça aferente. Cirurgia 1965;57:291.

107. Odstrcil EA, Martinez JG, Santa Ana CA, Xue B, Schneider RE, Steffer KJ, et al. A contribuição da má absorção para a redução da absorção líquida de energia após o bypass gástrico em Y de Roux de longo prazo. Am J Clin Nutr 2010;92(4):704-13.

108. Butler T, Capper W. Estudo experimental de 79 casos de síndrome pós-gastrectomia precoce. Br Med J 1951;1(4716):1177.

109. Eagon J, Miedema B, Kelly K. Síndromes pós-gastrectomia. Surg Clin North Am

1992;72(2):445-65.

110. Hirao M, Fujitani K, Tsujinaka T. Atraso no esvaziamento gástrico após gastrectomia distal para cancro gástrico. Hepatogastroenterology 2004;52(61):305-9.

111. Stewart KE, Olbrisch ME, Bean MK. De volta aos trilhos: enfrentando o ganho de peso pós-cirúrgico. Bariatr Surg Pract Patient Care 2010;5(2):179-85.

112. Cunneen SA. Revisão das comparações meta-analíticas da cirurgia bariátrica com foco na banda gástrica ajustável laparoscópica. Surg Obes Relat Dis 2008;4(3):S47-S55.

113. Kuzmak LI. Uma revisão de sete anos de experiência com banda gástrica de silicone. Obes Surg 1991;1(4):403-8.

114. Angrisani L, Furbetta F, Doldi S, Basso N, Lucchese M, Giacomelli F, et al. Sistema de banda gástrica ajustável Lap Band®. Surg Endosc 2003;17(3):409-12.

115. Talebpour M, Amoli BS. Plicatura vertical gástrica total laparoscópica na obesidade mórbida. J Laparoendosc Adv Surg Tech A 2007;17(6):793-8.

116. Skrekas G, Antiochos K, Stafyla VK. Plicatura laparoscópica da curvatura gástrica maior: resultados e complicações numa série de 135 pacientes. Obes Surg 2011;21(11):1657-63.

117. Ramos A, Neto MG, Galvao M, Evangelista LF, Campos JM, Ferraz Á. Plicatura da curvatura maior por via laparoscópica: resultados iniciais de um procedimento bariátrico restritivo alternativo. Obes Surg 2010;20(7):913-8.

118. Rubino F, Amiel SA. O intestino é o "ponto ideal" para o tratamento da diabetes? Diabetes 2014;63(7):2225-8.

119. Pories WJ, Caro J, Flickinger EG, Meelheim HD, Swanson MS. O controlo da diabetes mellitus (NIDDM) nos obesos mórbidos com o Bypass Gástrico de Greenville. Ann Surg 1987;206(3):316.

120. Ochner C, Gibson C, Shanik M, Goel V, Geliebter A. Changes in neurohormonal gut peptides following bariatric surgery. Int J Obes 2011;35(2):153-66.

121. Tang-Christensen M, Vrang N, Larsen P. Glucagon-like peptide containing pathways in the regulation of feeding behaviour. Int J Obes Relat Metab Disord 2001;25(Suppl 5):S42-7.

122. Shak JR, Roper J, Perez-Perez GI, Tseng C-h, Francois F, Gamagaris Z, et al. The effect of laparoscopic gastric banding surgery on plasma levels of appetite-control, insulinotropic, and digestive hormones. Obes Surg 2008;18(9):1089-96.

123. Cummings DE, Overduin J, Foster-Schubert KE, Carlson MJ. Role of the bypassed proximal intestine in the anti-diabetic effects of bariatric surgery. Surg Obes Relat Dis 2007;3(2):109.

124. Rubino F, Gagner M. Potencial da cirurgia para a cura do Diabetes mellitus tipo 2. Ann Surg 2002;236(5):554-9.

125. Thaler JP, Cummings DE. Mecanismos hormonais e metabólicos da remissão da diabetes após cirurgia gastrointestinal. Endocrinology 2009;150(6):2518-25.

126. Patel RT, Shukla AP, Ahn SM, Moreira M, Rubino F. Controlo cirúrgico da obesidade e da diabetes: o papel dos mecanismos intestinais vs. gástricos na regulação do peso corporal e da homeostase da glicose. Obesidade 2014;22(1):159-69.

127. Mokadem M, Zechner JF, Margolskee RF, Drucker DJ, Aguirre V. Os efeitos do bypass gástrico em Y de Roux na homeostase da energia e da glicose são preservados em dois modelos de ratos com deficiência funcional de peptídeo 1 semelhante ao glucagon. Mol Metab 2014;3(2):191-201.

128. Jiménez A, Casamitjana R, Viaplana-Masclans J, Lacy A, Vidal J. Ação do GLP-1 e tolerância à glicose em indivíduos com remissão da Diabetes Tipo 2 após cirurgia de bypass gástrico. Diabetes Care 2013;36(7):2062-9.

129. Rasmussen BA, Breen DM, Duca FA, Côté CD, Zadeh-Tahmasebi M, Filippi BM, et al. A sinalização da leptina-PI3K no jejuno reduz a produção de glicose. Cell Metab 2014;19(1):155-61.

130. Watanabe M, Houten SM, Mataki C, Christoffolete MA, Kim BW, Sato H, et al. Os ácidos biliares induzem o gasto de energia promovendo a ativação intracelular da hormona da tiroide. Nature 2006;439(7075):484-9.

131. Ryan KK, Tremaroli V, Clemmensen C, Kovatcheva-Datchary P, Myronovych A, Karns R, et al. FXR é um alvo molecular para os efeitos da gastrectomia vertical com manga. Nature 2014;509(7499):183-8.

132. Sweeney TE, Morton JM. O microbioma intestinal humano: uma revisão do efeito da obesidade e da perda de peso induzida cirurgicamente. JAMA Surg 2013;148(6):563-9.

133. Liou AP, Paziuk M, Luevano J-M, Machineni S, Turnbaugh PJ, Kaplan LM. Mudanças conservadas na microbiota intestinal devido ao bypass gástrico reduzem o peso e a adiposidade do hospedeiro. Sci Transl Med 2013;5(178):178ra41.

134. Breen DM, Rasmussen BA, Kokorovic A, Wang R, Cheung GW, Lam TK. A deteção

de nutrientes jejunais é necessária para a cirurgia de bypass duodenal-jejunal para reduzir rapidamente as concentrações de glicose em diabetes não controlada. Nature Med 2012;18(6):950-5.

135. Saeidi N, Meoli L, Nestoridi E, Gupta NK, Kvas S, Kucharczyk J, et al. Reprogramação do metabolismo intestinal da glicose e controlo glicémico em ratos após bypass gástrico. Science 2013;341(6144):406-10.

136. Schauer PR, Bhatt DL, Kirwan JP, Wolski K, Brethauer SA, Navaneethan SD, et al. Cirurgia bariátrica versus terapia médica intensiva para diabetes - resultados de 3 anos. N Engl J Med 2014;370(21):2002-13.

137. Mingrone G, Panunzi S, De Gaetano A, Guidone C, Iaconelli A, Leccesi L, et al. Cirurgia bariátrica versus terapia médica convencional para diabetes tipo 2. N Engl J Med 2012;366(17):1577-85.

138. Salinari S, Debard C, Bertuzzi A, Durand C, Zimmet P, Vidal H, et al. Proteínas jejunais secretadas por camundongos db / db ou humanos resistentes à insulina prejudicam a sinalização da insulina e determinam a resistência à insulina. PLoS One 2013;8(2):e56258.

139. Gupta R. Siddharth Sarkar, MD. Diabetes Care 2012;35(1):S11-S63.

140. James W. O reconhecimento pela OMS da epidemia global de obesidade. Int J Obes 2008;32:S120-S6.

141. Brethauer SA, Aminian A, Romero-Talamas H, Batayyah E, Mackey J, Kennedy L, et al. Can diabetes be cirurgically cured? Efeitos metabólicos a longo prazo da cirurgia bariátrica em pacientes obesos com diabetes mellitus tipo 2. Ann Surg 2013;258(4):628-37.

142. Buse JB, Caprio S, Cefalu WT, Ceriello A, Del Prato S, Inzucchi SE, et al. Como é que definimos a cura da diabetes? Diabetes Care 2009;32(11):2133- 5.

143. Piazza L, Ferrara F, Leanza S, Coco D, Sarvà S, Bellia A, et al. Bypass mini-gástrico laparoscópico: experiência de curto prazo de um único instituto. Updates Surg 2011;63(4):239-42.

144. Rutledge R, Kular KS, Deitel M. Cirurgia laparoscópica de bypass mini-gástrico (anastomose única). In: Agrawal S (ed). Obesity, bariatric and metabolic surgery (Obesidade, cirurgia bariátrica e metabólica). New York: Springer; 2016. 415-23.

145. Lee W-J, Wang W, Lee Y-C, Huang M-T, Ser K-H, Chen J-C. Bypass mini-gástrico laparoscópico: experiência com membro de bypass adaptado de acordo com o peso corporal. Obes Surg 2008;18(3):294-9.

146. Kotz S, Balakrishnan N, Read CB, Vidakovic B. Encyclopedia of statistical sciences. 2ª ed. Hoboken, New Jersey: Wiley-Interscience; 2006.

147. Kirkpatrick LA, Feeney BC. A simple guide to IBM SPSS statistics for version 20.0. Edição para estudantes. Belmont, Califórnia: Wadsworth, Cengage Learning; 2013.

148. Still CD, Wood GC, Benotti P, Petrick AT, Gabrielsen J, Strodel WE, et al. Uma pontuação de probabilidade para previsão pré-operatória de remissão de diabetes tipo 2 após cirurgia RYGB. Lancet Diabetes Endocrinol 2014;2(1):38.

149. Lanzarini E, Csendes A, Gutierrez L, Cuevas P, Lembach H, Molina JC, et al. Diabetes mellitus tipo 2 em pacientes com obesidade leve: resultados preliminares do tratamento cirúrgico. Obes Surg 2013;23(2):234-40.

150. Rubino F, Schauer PR, Kaplan LM, Cummings DE. Cirurgia metabólica para tratar a diabetes tipo 2: resultados clínicos e mecanismos de ação. Annu Rev Med 2010;61:393-411.

151. Noun R, Skaff J, Riachi E, Daher R, Antoun NA, Nasr M. Mil bypasses mini-gástricos consecutivos: resultados a curto e longo prazo. Obes Surg 2012;22(5):697-703.

152. Quan Y, Huang A, Ye M, Xu M, Zhuang B, Zhang P, et al. Efficacy of Laparoscopic Mini Gastric Bypass for Obesity and Type 2 Diabetes Mellitus: A Systematic Review and Meta-Analysis. Gastroenterol Res Pract 2015;2015:152852.

153. Bhoyrul S, Vierra MA, Nezhat CR, Krummel TM, Way LW. Trocar lesões em cirurgia laparoscópica. J Am Coll Surg 2001;192(6):677-83.

154. Lee MH, Lee W-J, Chong K, Chen J-C, Ser K-H, Lee Y-C, et al. Preditores de remissão de diabetes a longo prazo após cirurgia metabólica. J Gastrointest Surg 2015;19(6):1015-21.

155. Musella M, Susa A, Greco F, De Luca M, Manno E, Di Stefano C, et al. O bypass mini-gástrico laparoscópico: a experiência italiana: resultados de 974 casos consecutivos numa revisão multicêntrica. Surg Endosc 2014;28(1):156-63.

156. Lee W-J, Chong K, Lin Y-H, Wei J-H, Chen S-C. Gastrectomia em manga laparoscópica versus bypass gástrico de anastomose única (mini-) para o tratamento da diabetes mellitus tipo 2: Resultados de 5 anos de um ensaio randomizado e estudo do efeito da incretina. Obes Surg 2014;24(9):1552-62.

157. Carbajo M, Garcia-Caballero M, Toledano M, Osorio D, Garcia-Lanza C, Carmona JA. Bypass gástrico de uma anastomose por laparoscopia: resultados dos primeiros 209 pacientes. Obes Surg 2005;15(3):398-404.

158. Birch DW, Arya Sharma M, Shahzeer Karmali BSc M. Complicações associadas à gastrectomia laparoscópica com manga para obesidade mórbida: um guia do cirurgião. Can J Surg 2013;56(5):347.

159. ElGeidie A, Gadel Hak N, Abdulla T. Mau funcionamento do agrafador durante a gastrectomia em manga laparoscópica: uma complicação invulgar mas corrigível. Surg Obes Relat Dis 2013;9(1):144-6.

160. Sjostrom L, Lindroos AK, Peltonen M, Torgerson J, Bouchard C, Carlsson B, et al. Estilo de vida, diabetes e factores de risco cardiovascular 10 anos após a cirurgia bariátrica. N Engl J Med 2004;351(26):2683-93.

161. Dixon JB, O'Brien PE, Playfair J, Chapman L, Schachter LM, Skinner S, et al. Adjustable gastric banding and conventional therapy for type 2 diabetes: a randomized controlled trial. JAMA 2008;299(3):316-23.

162. Schauer PR, Kashyap SR, Wolski K, Brethauer SA, Kirwan JP, Pothier CE, et al. Cirurgia bariátrica versus terapia médica intensiva em pacientes obesos com diabetes. N Engl J Med 2012;366(17):1567-76.

163. Associação Americana de Diabetes. Padrões de cuidados médicos em diabetes - 2010. Diabetes Care 2010;33(3):S11-61.

164. Gill RS, Birch DW, Shi X, Sharma AM, Karmali S. Sleeve gastrectomy and type 2 diabetes mellitus: a systematic review. Surg Obes Relat Dis 2010;6(6):707-13.

165. Kehagias I, Karamanakos SN, Argentou M, Kalfarentzos F. Randomized clinical trial of laparoscopic Roux-en-Y gastric bypass versus laparoscopic sleeve gastrectomy for the management of patients with BMI< 50 kg/m2. Obes Surg 2011;21(11):1650-6.

166. Peterli R, Wölnerhanssen B, Peters T, Devaux N, Kern B, Christoffel-Courtin C, et al. Melhoria do metabolismo da glucose após cirurgia bariátrica: comparação entre bypass gástrico laparoscópico em Y de Roux e gastrectomia em manga laparoscópica: um ensaio prospetivo aleatório. Ann Surg 2009;250(2):234-41.

167. Ramón JM, Salvans S, Crous X, Puig S, Goday A, Benaiges D, et al. Effect of Roux-en-Y gastric bypass vs sleeve gastrectomy on glucose and gut hormones: a prospective randomised trial. J Gastrointest Surg 2012;16(6):1116-22.

168. Milone M, Di Minno M, Leongito M, Maietta P, Bianco P, Taffuri C, et al. Cirurgia bariátrica e remissão da diabetes: gastrectomia em manga ou mini-gastroplastia. World J Gastroenterol 2013;19(39):6590-7.

169. Kim MJ, Park HK, Byun DW, Suh KI, Hur KY. Níveis de incretina 1 mês após a cirurgia laparoscópica de bypass gástrico de anastomose única em pacientes obesos não mórbidos com diabetes tipo 2. Asian J Surg 2014;37(3):130-7.

170. Lee W-J, Chong K, Ser K-H, Lee Y-C, Chen S-C, Chen J-C, et al. Bypass gástrico vs gastrectomia em manga para a diabetes mellitus tipo 2: um ensaio aleatório controlado. Arch Surg 2011;146(2):143-8.

171. Guenzi M, Arman G, Rau C, Cordun C, Moszkowicz D, Voron T, et al. Remissão da diabetes tipo 2 após bypass gástrico em anel ómega para obesidade mórbida. Surg Endosc 2015;29(9):2669-74.

172. Chakhtoura G, Zinzindohoué F, Ghanem Y, Ruseykin I, Dutranoy J-C, Chevallier J-M. Resultados primários do bypass mini-gástrico laparoscópico num hospital universitário francês especializado em cirurgia da obesidade. Obes Surg 2008;18(9):1130-3.

173. Sarkhosh K, Birch DW, Shi X, Gill RS, Karmali S. O impacto da gastrectomia em manga na hipertensão: uma revisão sistemática. Obes Surg 2012;22(5):832-7.

174. Landsberg L, Aronne LJ, Beilin LJ, Burke V, Igel LI, Lloyd-Jones D, et al. Obesity-related hypertension: Patogénese, risco cardiovascular e tratamento - Um documento de posição da The Obesity Society e da American Society of Hypertension. Obesidade 2013;21(1):8-24.

175. Li X, Xu J, Yao H, Guo Y, Chen M, Lu W. Prevalência de obesidade e excesso de peso e sua associação com hipertensão não diagnosticada na população de Xangai, China: um inquérito transversal de base populacional. Front Med 2012;6(3):322-8.

176. Channanath AM, Farran B, Behbehani K, Thanaraj TA. Associação entre o índice de massa corporal e o início da hipertensão em homens e mulheres com e sem diabetes: um estudo transversal usando dados nacionais de saúde do Estado do Kuwait na Península Arábica. BMJ Open 2015;5(6):e007043.

177. Willett WC, Dietz WH, Colditz GA. Diretrizes para um peso saudável. N Eng J Med 1999;341(6):427-34.

178. Knowler WC, Pettitt DJ, Saad MF, Charles MA, Nelson RG, Howard BV, et al. Obesidade nos índios Pima: a sua magnitude e relação com a diabetes. Am J Clin Nutr 1991;53(6):1543S-51S.

179. Kahn CR. Insulin action, diabetogenes, and the cause of type II diabetes. Diabetes 1994;43(8):1066-85.

180. Csendes A, Braghetto I, León P, Burgos AM. Gestão de fugas após gastrectomia laparoscópica em pacientes com obesidade. J Gastrointest Surg 2010;14(9):1343-8.

181. Baker RS, Foote J, Kemmeter P, Brady R, Vroegop T, Serveld M. The science of stapling and leaks. Obes Surg 2004;14(10):1290-8.

182. Carucci LR, Turner MA, Conklin RC, DeMaria EJ, Kellum JM, Sugerman HJ. Cirurgia de Bypass Gástrico em Y de Roux para Obesidade Mórbida: Avaliação de fugas extraluminais pós-operatórias com a Série 1 do Gastrointestinal Superior. Radiology 2006;238(1):119-27.

183. Victorzon M. Bypass gástrico de anastomose única: Melhor, mais rápido e mais seguro? Scand J Surg 2015;104(1):48-53.

184. Mahawar KK, Jennings N, Brown J, Gupta A, Balupuri S, Small PK. "Mini" bypass gástrico: revisão sistemática de um procedimento controverso. Obes Surg 2013;23(11):1890-8.

185. de Carvalho CP, Marin DM, de Souza AL, Pareja JC, Chaim EA, de Barros Mazon S, et al. GLP-1 e adiponectina: efeito da perda de peso após restrição alimentar e bypass gástrico em obesos mórbidos com metabolismo normal e anormal da glicose. Obes Surg 2009;19(3):313- 20.

186. Toghaw P, Matone A, Lenbury Y, De Gaetano A. Cirurgia bariátrica e mecanismos de melhoria do T2DM: um modelo matemático. Theor Biol Med Model 2012;9:16.

# APÊNDICE

**Cálculo do DiaRem score para a probabilidade de remissão da diabetes após cirurgia metabólica**

| **Fator** | **Pontuação** |
|---|---|
| **Idade** | |
| <40 | 0 |
| 40 - 49 | 1 |
| 50 - 59 | 2 |
| Mais de 60 | 3 |
| **HbAlc** | |
| <6.5 % | 0 |
| 6.5-6.9 % | 2 |
| 7.0-8.9 % | 4 |
| ≥9.0 % | 6 |
| **Medicamentos para a diabetes** | |
| Sem sulfonilureias ou agentes sensibilizadores da insulina, com exceção da metformina | 0 |
| Sulfonilureias e agentes sensibilizadores da insulina, com exceção da metformina | 3 |
| **Tratamento com insulina** | |
| Não | 0 |
| Sim | 10 |
| **Pontuação total calculada pela soma de cada uma das quatro variáveis** | 0 - 22 |

**Categorias de obesidade de acordo com o IMC [1]**

| **Categoria** | **IMC (kg/m$^2$)** |
|---|---|
| Baixo peso | <18.5 |
| Peso normal | 18.5-24.9 |
| Excesso de peso | 25-29.9 |
| obesidade de classe I | 30-34.9 |
| obesidade de classe II | 35-39.9 |
| classe III obesidade | 40-49.9 |
| classe IV | ≥50.0 |

1. Organização Mundial de Saúde (OMS). Obesidade: prevenir e gerir a epidemia global: Relatório de uma consulta da OMS. World Health Organ Tech Rep Ser 2000; 894: 1-253.

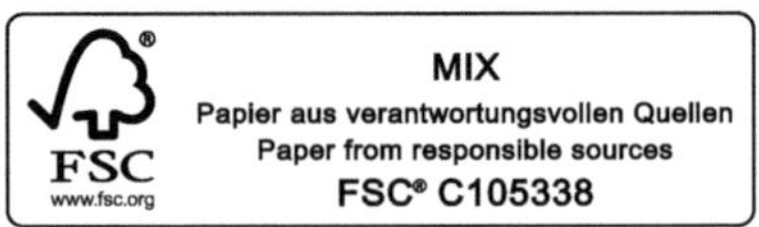


Printed by Books on Demand GmbH, Norderstedt / Germany